幸「孕」而生

遇见试管婴儿的浪漫之旅

韩小红 著

清华大学出版社
北京

内 容 简 介

本书从破解人们对试管婴儿的常见误区入手，揭开这一技术的神秘面纱，进而帮助人们了解试管婴儿的相关知识，颠覆人们以往对于辅助生殖技术的错误认知，扭转传统的生育观念，让大家可以用一种轻松、愉快的心情，面对这一过程，将健康与命运掌握在自己手中。

这是一本可以随身携带的试管婴儿专业指导书籍，它就像一个助手、一个朋友、一个专家，陪你度过备孕前的迷茫、孕期内的紧张。面对生与不生的两难选择，所有对这件事情有所担忧的人们，都可以从中找到解决问题的办法，获得智慧和勇气。

图书在版编目（CIP）数据

幸"孕"而生：遇见试管婴儿的浪漫之旅 / 韩小红著 . —北京：清华大学出版社 , 2020.12
ISBN 978-7-302-55802-6

Ⅰ. ①幸… Ⅱ. ①韩… Ⅲ. ①试管婴儿—基本知识 Ⅳ. ① R321-33

中国版本图书馆 CIP 数据核字（2020）第 110968 号

责任编辑：孙　宇
封面设计：钟　达
责任校对：王淑云
责任印制：杨　艳

出版发行：清华大学出版社
网　　　址：http://www.tup.com.cn，http://www.wqbook.com
地　　　址：北京清华大学学研大厦 A 座　　　　邮　　编：100084
社 总 机：010-62770175　　　　　　　　　　邮　　购：010-62786544
投稿与读者服务：010-62776969，c-service@tup.tsinghua.edu.cn
质量反馈：010-62772015，zhiliang@tup.tsinghua.edu.cn
印 装 者：小森印刷（北京）有限公司
经　　销：全国新华书店
开　　本：145mm×210mm　　印　张：4.875　　字　数：97 千字
版　　次：2020 年 12 月第 1 版　　印　次：2020 年 12 月第 1 次印刷
定　　价：45.00 元

产品编号：088574-01

自　序

出发：这些年，关于生命的痛与幸

◇◇◇◇◇◇◇◇◇◇◇◇◇◇◇◇◇◇◇◇◇◇◇◇◇

To cure sometimes, to relieve often, to comfort always.

有时，去治愈；常常，去帮助；总是，去安慰。

一百年前，当人们在结核病医生特鲁多的墓碑上刻下这句墓志铭的时候，可能没有想到，这句话不仅精确概括了医生的职责，阐明了医疗在健康问题上的局限性，还向世人昭示了未来医学的社会作用，虽历经百年，依然熠熠生辉。

而这句话，也成为了我人生三个阶段的真实写照。

回归生命周期的最原点

真正的医疗到底是什么？

我第一次思考这个问题时，身份是医院的肿瘤科医生，每天都要接触大量的晚期癌症患者，长期在这种环境里工作，是一种什么样的体验呢？就是你会对生死的感觉十分模糊。

我最不习惯的，就是不管做什么，所有用药都会有一个概率，30% 就像一个魔咒，譬如化疗有效率是 30%，放疗有效率是 30%，免疫治疗有效率是 30%……最后治愈与否都要在这个概率里去碰运气，但更多的时候，我感到的是一种无能为力。

经过几年时间的求学和思考，我得出了一个答案。在我看来，医疗并不只意味着治愈某种疾病，更重要的是可以帮助患者提早远离病痛，所以，我开始从以治疗为核心的机构走出来，去做预防体检。

然而，当我做了很长时间的预防体检之后，我又产生了巨大的焦虑。尤其在看到很多惊人的数字，检测出那么多问题之后，我发现在治疗和体检之间，还有一大块的空白地带，包括对健康的管理，对疾病的干预，以及如何更早地发现疾病的产生并使之发生逆转……最终，通过对疾病源头的不断追溯，我来到了生命周期的最原点——细胞和基因，毫无悬念地接触到了人类的辅助生殖医学。

To cure sometimes, to relieve often, to comfort always.

在我对医学思考的第一阶段，我做的是传统医院里的"治愈"；后来，我来到体检行业，通过帮助人们提早发现疾病，我理解到了疾病的第二阶段；现在，当我将工作重心转移到辅助生殖领域，终于发现了我一直在寻找的，最健康、最根本、最精准的人体生命地图，从生命的起点进行把关，给患者提供一种更舒服的就医环境、更便捷的就医体验，让每一个生命感受到医疗的温度和尊严。

还美好以生命，寄希望于未来

在这个世界上，没有比为人父母更简单自然的事了，然而，对于有些人来说，却是一生无法企及的梦想。

据世界卫生组织预测，不孕不育症将被列入 21 世纪人类三大疾病之一，仅次于肿瘤和心脑血管疾病。全国不孕症的发生率在 12.5% ~ 15%，其中约 20% 只能通过人类辅助生殖进行治疗。

尽管国内已有 400 多家辅助生殖机构，市场仍处于供需不平衡的状态，这直接导致在北京、上海等一线城市做试管婴儿手术，需平均排队 6 个月以上。

生育孩子是每对夫妇最真切的期待，在不孕不育患者的治疗路径中，辅助生殖是最后的希望。

从预防医学走向生殖医学，这是实现生命健康的一条通路。但不管走到哪里，不要忘记我们为何出发。

特鲁多医生曾说过："医学关注的是在病痛中挣扎、需要精神关怀和治疗的人，医疗技术自身的能力是有限的，需要通过从沟通中体现出的人文关怀去弥补。"

对于我来说，如何用高端科技医疗手段，参与到生命繁衍的过程中，更多地帮助生活在这个忙碌而困惑世界中的人们，找到生命的寄托，如何为人们打造一段遇见希望、完美、幸福的孕育旅程，是我从医者到创业者，直到现在所有思考的最终归宿。或许，也是对特鲁多那句名言的最好阐释。

接下来，就让我们一起踏上这段旅途，去听、去看、去体验，去迎接未来的希望，去接受生命能给予我们的，最深情的祝福与馈赠。

目　录

第一站　别怕，"试管"是件小事

Day1　这是你的事，不是你的命

【年轻未经世事的时候，总以为恋爱、结婚、生子，是生活中一件天经地义的事情。然而，等真正经历后才发现，这条路上的每一步，似乎都隐藏着各种激流险滩。

好不容易组建了幸福的家庭，有些人却因为各种身体的健康问题，被剥夺了为人父母的权利。看着别人家的孩子聪明可爱，让很多求子心切，辗转于各大医院的男男女女，心里也蒙上了一层阴影：难道这就是我的命？】

凡是在生育问题上遇到过障碍，或久久不孕，经历过反复求医，被医生告知可能有不孕风险的适龄男女，心里可能都或多或少地出现过这样一个念头：

为什么偏偏是我呢？

在传统观念的影响下，这样一个原本常见的医学问题，却使很多人，特别是很多女性，背上了莫须有的"原罪"。很多人甚至一听到不孕症、试管婴儿这几个字，就被吓得不知所措。

曾经听过一个女孩对医生懊丧地说："我身边的每一个朋友都轻松地怀孕了，就我出现了问题，我觉得自己好像被这个世界抛弃了。"

其实并不是只有她一个人这么想。在进入辅助生殖医疗领域的这些年中，我接触过无数前来咨询生育问题的人们，其中有年龄大的、有年龄小的；有新婚不久的小两口、也有步入中年的高级知识分子。令我惊讶的是，面对生育问题，人们对于生殖健康方面的知识竟然如此匮乏。

因为无法面对自己的"缺陷"，有些人选择了隐瞒，有些人整日以泪洗面，有些人病急乱投医，背负着巨大的心理压力，还要忍受着身边很多声音：没有孩子的家庭是不完整的，没有孩子的人生是不完美的。有些人甚至整天生活在内疚、自责和羞愧之中……

其实，你真的不用这样折磨自己。

据不完全统计，在中国有八分之一的家庭，曾经受过不孕不育的困扰，这并不是谁的错，更不用为此感到低人一等。造成这一结果的原因错综复杂，男性和女性造成问题的概率几乎是相等的，越早对这一问题形成正确的认识，就越可能较早地得到帮助，越早获得一个聪明健康的宝宝。

在孕育的路上，你不是孤单的一个人，你正在痛苦的事情，可能有很多人已经经历过。很多时候，人们之所以谈之色变，不是它真的那么可怕，而是因为缺乏医学常识，把本来简单的事情妖魔化了。

首先，不孕不育症并不是一个具体的疾病名称，而是多种疾病的共同临床表现。

在生活中，出现不孕的原因有很多，可能是一方的问题，也可能是双方的问题，男女都有可能因患有全身性或生殖系统的疾病而引起不孕。但这并不表示，所有暂时没有怀孕的人都需要治疗。

在临床上，只有男女双方在正常同房经过一年，没有采用任何避孕措施的情况下没有成功受孕，才能称之为不孕。有些年轻小夫妻刚结婚没两个月，或者之前一直避孕，刚备孕没多久，看见没有好消息传来，就开始胡思乱想，杞人忧天，怀疑自己不孕了，陷入盲目的焦虑之中，这样反而不利于受孕。

从专业的角度来说，怀孕是一项系统工程，必须要天时地利人和，一系列条件都恰好到位的时候，怀孕才能发生。在这个过程中，对男方的要求比较简单，只要在性生活的时候排出足够健康的精子即可。而女性的程序则相对复杂，孕育的过程也与女性的月经生理周期密切相关。

女性的每一个月经周期，子宫内膜在激素的刺激下生长，到了月经中期，卵巢出现排卵现象，子宫内膜在孕激素的影响下，转变为准备接收受精卵的"分泌期"状态，被排出的卵子，在身体内经输卵管，逐渐向子宫的方向移动。在这一过程中，如果有精子通过宫颈，来到输卵管中同卵子结合，就会形成受精卵，继而形成胚胎，通过输卵管向下游到子宫内，被种植到子宫内壁，从而受孕。

如果这个时候没有受孕，那么已经成熟的子宫内膜就会脱落，以月经的形式排出，等待下一次周期的来临。

在这一过程中，任何一个环节出现问题，都可能会影响到正常受孕。例如，女性可能会出现卵巢、输卵管、宫腔、宫颈、阴道等方面的疾病；男性可能会出现精液异常、输精管阻塞、生殖器畸形或受到其他疾病的影响。有时候，男女双方身体都非常健康，也会因为其他因素，如性知识缺乏、免疫因素、心理原因等造成不孕。

可以说，在孕育新生命的过程中遇到障碍，是一件非常正常的事情，更不用觉得难以启齿，不管是真不孕还是假不孕，规范化的诊治是关键。

在医院，人们第一次来看病，很少有人直接说："医生，我输卵管堵住了"或者"我精子活力不够"，而大多数会笼统地说："我怀不上。"这时，就需要医生去甄别他们是否是真实存在问题，通过系统的检查去帮助他们寻找原因，从而有针对性地进行治疗。

这个过程是一个渐进的过程，从简单到复杂，从无创到有创，以最简单的操作获得最有价值的信息，扫除孕育之路上的障碍。即使在经过一系列检查之后，确实属于怀孕困难的，也可以通过辅助生殖技术获得健康的宝宝。

孕育新生命，是一个伟大而幸福的过程，也需要时间和耐心。每个人的身体环境不一样，孕育的过程也没有定规可循。

在我遇到的很多案例中，很多人之所以不孕，并不是自身有多大的缺陷，而是没有正确地认识到自身的问题，把自己逼进了错误的死胡同，以至于耽误了最佳的医疗时机，着实令人惋惜。

如果你也正处在这种迷茫的状态之中，不要再自怨自艾，换个角度，好孕的光明其实就在前方。

Tips：孕前检查全攻略

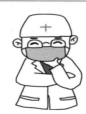

专家谈：

与其东想西想，不妨在备孕前做一个系统的检查，先把身体状态调整好了，怀孕也就不难了。

【女性孕前检查项目】

检查项目

抗缪勒试管激素 AMH

白带常规

性激素六项 FSH、LH、PRL、E2、P、T（月经第 2～4 天）

监测卵泡（月经第 2～4 天）

血常规

尿液分析

乙肝两对半定性

治疗前筛查（三项）（艾、丙、梅）HIV、HCV–IgM、TRUST

凝血四项

沙眼衣原体、支原体、淋球菌（培养 + 药敏）

空腹血糖

肾功（尿素氮 BUN、肌酐 CR、尿酸 UA）

肝功（谷丙转氨酶 ALT、总胆红素 TBIL、直接胆红素 DBIL、总蛋白 TP、白蛋白 ALB）

甲状腺功能五项

宫颈脱落细胞检查 TCT

妇科经阴道超声

十二导联心电图 ECG

胸部正位 DR 片（可选）X-Ray

ABO 血型 +Rh 血型
基因检测（20 种疾病）

取卵前需复查：白带常规
必要时复查：血常规、尿常规、凝血四项、人外周血染色体、核型分析

【男性孕前检查项目】

检查项目

精子形态学
性激素五项

沙眼衣原体、支原体、淋球菌（培养 + 药敏）

乙肝两对半定性
血常规
治疗前筛查（三项）（艾、丙、梅）HIV、HCV-IgM、TRUST

空腹血糖
肾功（尿素氮 BUN、肌酐 CR、尿酸 UA）
肝功（谷丙转氨酶 ALT、总胆红素 TBIL、直接胆红素 DBIL、总蛋白 TP、白蛋白 ALB）
精液常规分析（2 次）

基因检测（20 种疾病）
ABO 血型 +Rh 血型

Day2 谣言粉碎机

【比一无所知更可怕的，是被传信的谣言。

近些年来，随着辅助生育技术的不断成熟，很多家庭因此受益，拥有了健康的宝宝。然而，还是有人心存恐惧，甚至因为一些误传，使很多真正对试管婴儿有需求的人无法开始治疗，这才是最令人痛心的。】

从意识到自己可能无法自然受孕，到去正规医院接受辅助生殖技术的帮助。这条路说长不长，说短也不短，有人走了几个月，有人走了几十年，有人则留下终身遗憾。个中滋味，非亲身经历过的人不能体会。

为什么人们在感冒发热的时候，知道要吃药打针，而对试管婴儿讳莫如深？这说明，科学普及之路任重而道远。

记得好几年前，我去一个医院做项目考察，遇见了一对非常恩爱的中年夫妇，听医生说，他们从婚后第四年开始尝试做试管婴儿，却屡战屡败，最有希望的一次是都已经在 B 超下看见了胎芽，但还是没有保住，胎儿在第八周的时候停止了生长……幸运的是，两个人都没有放弃，终于在最近的一次试管中，成功怀上了一对异卵双胞胎，激动之情自然溢于言表。

然而，跟他们一起过来的婆婆却一直闷闷不乐。旁边的护士发现了她的异样，好奇地问："婆婆，您马上要当奶奶了，难道不高兴吗？"

婆婆憨厚地笑笑："高兴……要是亲生的就更高兴了。"

原来，她一直认为，试管婴儿产下的孩子不是父母亲生的，让医生哭笑不得，赶紧告诉她实情。

最后，当她终于明白，儿媳肚子里的孩子就是她的亲孙子时，当即就落下泪来，连连对医生表示感谢。

因为懂得，所以感同身受，也是从那个时候起，我更理解了肩上的责任，每一个行走在试管道路上的家庭，都是生活的勇者，他们值得尊敬，更不应受到任何恶意的揣测。

谣言一：试管婴儿违反自然法则。

在传统的生育观念里，男女结合，自然受孕，试管婴儿这种"不自然"的生育方式违反天道，甚至还有人认为，试管婴儿是在试管里长大的婴儿。

实际上，试管婴儿的每一个步骤，都非常科学严谨，它跟自然受孕的唯一不同是，试管婴儿是夫妻将自己的卵子跟精子，通过人工授精形成受精卵，经人工培养成胚胎后，再植入到女性子宫内着床生长，同样要经过十月怀胎，一朝分娩，完全没有违背自然规律之嫌。

谣言二：试管婴儿的智力和健康方面有缺陷。

自从 1978 年 7 月 25 日，世界上第一个试管婴儿路易丝在英国诞生之后，该技术已经相当成熟，目前全球已经有大约 400 万人，是通过试管婴儿技术出生的，其中许多人通过自然方式生育了下一代。

通过长期的临床随访调查，"试管宝宝"与自然受孕在优生率和出生缺陷率方面是相似的，不存在试管婴儿缺陷更高、容易流产等情况。相反，很多通过辅助生殖技术助孕成功的婴儿，由于经过了层层优化筛选，在某些方面甚至比正常生育宝宝智商更高，发育更快。

谣言三：试管婴儿分娩时只能剖宫产。

从临床上来看，试管婴儿与剖宫产没有关系。

事实上，造成剖宫产的原因主要分为以下几种：难产、妊娠并发症、妊娠合并症等，而试管婴儿只是在精卵的结合方式上与自然受精不同，并不会对分娩方式造成影响。

相反，利用试管婴儿技术将胚胎植入母体时，还可以利用如今非常成熟的子宫全景影像与 3D 超声波成像技术，使胚胎在正确的位置着床，反而会将分娩时的意外降到最低，顺产概率更高。

谣言四：年龄大的人才做试管，年轻人做会伤身体。

很多医生反应，在建议患者去做试管的时候，遭受到反对最多的不是思想老派的人，反而是一些年轻的夫妇。因为年纪小，使他们在问题面前存在一种侥幸心理，不到走投无路，绝对不走这条路。

之所以出现这样的情况，就涉及另一个误区，很多人认为试管技术可以"包怀孕"，不论什么年龄段都可以做，把这条路当成了最后一根救命稻草，然而事实却并不如此。

女性的卵巢功能从 35 ~ 37 岁开始功能减退，随着年龄的增大，卵巢跟子宫的环境也会走下坡路，等到卵巢功能明显衰退时，再来做试管婴儿，成功率也会大大降低。除此以外，很多女性担心，试管婴儿需要用促排卵的药物，会不会对自己的身体产生影响，会不会加速衰老，会不会导致卵巢早衰，会不会缩短寿命，等等。

其实，这个也不需要特别担心，女性出生时卵巢有 100 万 ~ 200 万个储备卵泡，每个月会有 20 ~ 30 个卵泡一起发育，但成熟的优势卵泡只有 1 ~ 2 个，且被排出，其他不成熟的则会凋亡。而促排药物作用是变废为宝，让那些本来要凋亡的小卵泡成熟起来，不会影响整个卵巢的储备卵泡数，更不会提前把卵子用光。而且随着现代生殖技术的发展，对女性所使用的促排卵的药物剂量已经有所减少，出现了很多新的个性化方案，不用太过担心。

因此，如果医生建议通过试管婴儿技术来怀孕，最好尽早到正规医院检查接受治疗，不要因为一些错误信息，错过受孕的黄金年龄。

最后，很多人不愿意接受试管婴儿，试图找出各种佐证来拒绝接受这项技术，最主要的原因，还是没有迈过心里的那道坎，怕身边人误解，怕付出高昂的代价最后人财两空，这些担忧像一堵无形的墙，挡住了他们通往幸福的坦途。

【备孕日记 1】

Day3 爱，从了解开始

【很多时候，我们心底最害怕的事情，都来自于自己的想象。

因为无知，所以产生了很多不确定性，才会觉得前路叵测，为了一个虚无缥缈的目的原地辗转，却不知救赎之路，其实就在前方。】

如果你正在准备一次期待已久的旅行，你会提前做什么准备呢？

首先要确定好目的地，规划好游览的路线，也许还会看看当地的美食攻略……为什么我们对旅行这样重视，却在迎接人生新旅程的问题上如此漫不经心？

在所有走进医院，咨询试管婴儿事宜的人群中，有相当一部分人处于茫然无知的状态，所谓试管婴儿，只是他们心里一个模糊的概念，或者说他们只看到它的冰山一角，甚至为之走了很多弯路。

很多尝试过试管婴儿的人，可能都经历过这样的体验：千辛万苦来到拥挤的医院大厅，反而感觉不知"何去何从"，这种孤独无助的情况，对于不孕求医的夫妻来说，感受尤为强烈。

因此，在踏上这次试管婴儿的浪漫之旅之前，我们也要有所准备，才能有备无患。

首先，我们第一个要了解的就是，究竟什么是试管婴儿？

事实上，试管婴儿只是大众一种通俗的叫法，它在医学上有一个专属的名词，称为体外受精和胚胎移植（IVF-ET），作为一种特殊的助孕技术，可以帮助因各种原因导致无法生育的患者，达到受孕目的。

从第一个"试管宝宝"诞生，到这些宝宝成家立业，拥有了自己的下一代，试管婴儿辅助生殖技术已经在临床运用了40多年，从第一代发展到了第四代。

第一代试管婴儿即IVF-ET，又称常规试管婴儿，是将成熟的卵子从女性卵巢内取出，精、卵在体外培养皿中自由结合，受精并发育成胚胎，再选择发育较为优质的胚胎移植到女性患者的子宫内，胚胎发育而诞生婴儿的技术。

这项技术的应用最为广泛，主要针对的是女性不孕人群，当女性因卵管梗阻、排卵障碍、内异症等各种问题导致不孕时，将卵子直接从卵巢取出，在体外与精子结合。

不过，这种技术也存在一定的局限性，我曾经接待过一对年纪比较大的夫妇，结婚多年一直没有怀孕，为此，他们什么"招"都用过了，最后决定来医院检查，在交谈过程中，那位丈夫一直有颇多怨言，然而最后检查结果出来，导致不孕的原因竟然是丈夫，而不是妻子。

在这种情况下，如果他们决定做试管婴儿，就要应用到第二代试管婴儿技术，也叫做卵母细胞胞浆内单精子显微注射（ICSI）技术。这种技术正好与第一代技术相反，主要针对的是男性不育问题。

通过显微受精技术，医生从成千上万个精子里挑出一个最有活力的幸运儿，直接注射入卵子内受精，形成胚胎后，再将胚胎植入子宫内达到怀孕的目的。

与第一代试管婴儿技术相比，这种受精方式成功的概率更大，但由于技术上的原因，第二代试管婴儿受到精子质量、卵子状态的影响，仍存在很大的遗传风险。为了保障婴儿的健康，第三代试管婴儿技术，即胚胎植入前遗传学诊断（PGD）开始受到人们的关注。

与前两种技术相比，第三代试管婴儿技术的意义在于胚胎移植前可进行筛选，能够防止遗传病的传递。简单来说，就是通过分子遗传手段，对已经形成的胚胎进行筛查，筛除掉那些存在缺陷基因的胚胎，把健康胚胎移植到女性子宫内。

可以说，第三代试管婴儿技术，是试管婴儿技术上的一个里程碑，它极大地改善了染色体有问题人群的生育问题，防止了遗传病传递，选择健康囊胚移植，也大大提升了移植成功率，保证优生优育。

除此以外，由于第四代技术卵泡胞浆质置换技术还只是处于理论实践的初级阶段，没有在临床上进行广泛应用，所以暂时不做介绍。

听完这些，有人可能会问了，试管婴儿技术发展这么快，是不是就像手机更新换代一样，新一代的技术一定会比上一代技术优秀呢？

这个答案不一定是绝对的，对于试管婴儿技术来说，数字的排列并不是代表技术的难易或者先进级别，只是代表的适用人群不同而已。

比如第一代试管婴儿就适用于因女性原因导致的不孕人群、子宫内膜异位症、免疫性不孕、严重输卵管疾病等。第二代试管婴儿技术则适用于因男性原因导致的不育患者，主要有严重的畸、少、弱精子症，免疫性不育，常规体外受精失败等原因的患者。如果女性体内有抗精子抗体或者第一代试管婴儿受精率小于 20% 的夫妻，也可以使用第二代试管婴儿进行辅助受孕。

而第三代试管婴儿技术，则适合人群有高风险遗传病和先天缺陷患者，如患有连锁隐性遗传病、单基因性遗传病、染色体结构与数目异常人群等。除此之外，女方排卵困难、女方卵巢功能衰竭、子宫腺肌症、男方少精、弱精患者等也可以通过第三代试管婴儿技术进行辅助受孕。

另外，第三代试管婴儿还特别适合一些高龄、复发性流产、患有 X 染色体相关的疾病的夫妇，理论上达到了优生优育的目的，很大程度上能够保障夫妇怀上健全的下一代。

第一次做试管婴儿，面对各种专业术语，各种表格仪器，很多人都会感觉到迷茫无助，甚至不知所措，这些都是正常的，但是，也不要被各种生僻的专业术语吓坏，乱了阵脚。

当你了解之后，只要根据自己的实际情况，选择最适合自己的方式，配合医生诊疗流程，其实也没有你想象的那样难。

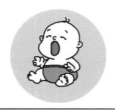

Tips: 试管婴儿专业名词解析

【进周】

是指夫妻双方经过前期的身体检查和各项准备，确定要开始试管婴儿后，医生会根据前期的检查结果制订最合适的试管婴儿周期，也意味着正式迈入了试管之旅的第一步。

【降调】

通过人工药物来干预生殖内分泌系统中的垂体功能，使生殖激素的自然生成暂时降低的过程，称为降调节。降调节可以更好地控制刺激周期，而且有助于预防早期排卵。目的是促使一批卵泡同步发育，争取同一时间能获得更多成熟卵泡，从而提升试管成功率。

【促排】

促排是试管婴儿控制性超促排卵的简称。为了保证试管婴儿成功率，需要用药进行促排卵，目的是让多个卵子同时成熟，保证卵子质量，从而获得多个胚胎。

【夜针】

在试管婴儿治疗过程中，当卵泡生长到一定阶段，就需要通过一种特殊药物来促进卵母细胞最终的成熟。因为这一针的注射时间一般安排在晚上，所以被称为"夜针"。

【AMH】

AMH 全称为"抗缪勒氏管激素"，由卵巢中的初级卵泡和小窦卵泡分泌，可以评估卵巢中的卵子储备，是卵泡发育的重要激素之一，也被称为卵巢年龄的"监测器"。

【FSH】

FSH 全称为"促卵泡生成素或称卵泡刺激素"，是卵泡发育必不可缺的激素，它的生理作用是直接促进卵巢内窦前卵泡及窦状卵泡生长。

【鲜胚】

鲜胚移植是指女性取卵后 3 天，卵子和精子在体外受精形成早期胚胎，在新鲜的周期直接进行胚胎移植，与之对应的还有冻胚移植。

【囊胚】

受精后第 3 天形成的胚胎叫做卵裂期胚胎，发育到第 5 ~ 6 天的阶段叫做囊胚。这个阶段的胚胎可以进行发育潜能的评估，与子宫内膜的发育同步，更符合生理状态。

Day4 时间不等人，幸福要趁早

◇◇

【人在年轻的时候，总以为人生很长，有大把的时间可以去挥霍和浪费。

直到有一天蓦然回首，才突然惊觉：原来，有些事情过去了，就是再也回不来。】

从医几十年，本以为已经见惯了发生在病房之内的各种生老病死，然而，当有些事情真的发生在眼前，我还是无法做到心如止水。

前段时间，医院来了一对夫妇，他们专门请假跨越了大半个中国赶到了海南请美国专家会诊。一般诉求这么明确的患者，都有比较棘手的病史，我拿到他们的病历资料一看，果不其然。

虽然这对夫妇不过四十五岁，却已经有近十年的不孕不育治疗史，从妻子三十岁被查出问题开始，他们尝试过各种备孕方法，走过了大大小小，不下数十家医院和诊所，什么中药、偏方，以至于求神拜佛、瑜伽理疗都试过了，赔进去了大量的时间和金钱，效果却越来越差，眼看两个人的年纪越来越大，留给他们的时间越来越少，他们这才慌了阵脚，决定来做试管婴儿。

听完两人的叙述之后，美国专家困惑地问了一个问题："你们最初的检查结果完全具备实施试管婴儿的指征，你们也知道其他治疗不会有什么效果，为什么现在才考虑做试管婴儿？"

丈夫有些不好意思地回答道："那个时候年轻，总有一种侥幸心理，家里人也都反对我们做试管，觉得人工的肯定不如自然的，实在不行再去做，结果不知不觉就拖到了现在。"

在所有前来咨询的患者当中，有这样想法的人还真不是少数。与国外把试管婴儿当成一项普通的助孕技术不同，国内很多患有不孕症的家庭，都希望能通过自然怀孕方式来生育孩子，大不了最后去做试管婴儿，成了很多家庭心里共同的想法。但是，这种想法真的不可取！

试管婴儿不是万能药，随着年龄的增大，试管婴儿的成功率也会逐年降低。与其用自己宝贵的时间去试错，不如一开始就选择正确的道路，只要你还有生育要求，打算通过试管婴儿进行助孕，就不能一直拖延下去。

可能有人会觉得，这都是医生在吓唬人，我经常在新闻里看见，很多五六十岁的人，还能通过试管怀孕生子，怎么轮到我就不行了呢？

这其实是一种幸存者偏差，恰恰是因为年龄大的人做试管的成功率低，所以才能成为一则新闻，但不能把它当成一种常态。就算现在有这样的技术，想要让高龄者受孕，最好还是选在更年轻的时间点去做，他们心理上也会感觉轻松许多。

本以为试管婴儿是最后的救命稻草，没想到连这条路都不能保证万无一失，妻子表现得比较慌张："那我们做试管的成功率是多少？有什么办法能够保证一次成功？"

这对夫妻最关心的问题，也是几乎所有人在做试管婴儿前，都最关心的问题。

这个问题其实很难回答，打个比方，就像一个家长问，自己的孩子能不能考上好大学一样，好的学校，好的老师，好的教学方法，都能增加孩子考上大学的概率，但学校的升学率只是一个笼统的数字，放到单个的孩子身上，这个概率就只有两个，0 或 100。

孩子能不能考上大学的基础，是他本身的资质、基础和状态，没有了这些，再好的学校，再好的老师也无能为力。

换成试管婴儿的概念也是同样，不管是自然受孕还是试管助孕，夫妻的身体状态是影响怀孕概率的主要原因，其中最关键的就是年龄。

据相关统计数据显示，女性生育的最佳年龄是在 20 岁到 30 岁之间，然后开始逐年下降。30 岁之后，流产的概率开始增加，一旦超过 35 岁，卵巢功能会快速衰退，卵子质量也会变差，生殖能力出现断崖式下降。

可以说，年龄是女性受孕的一道坎，年龄越大，生育能力越低，虽然现在的美容技术可以让人脸永葆青春，但卵巢的衰老却是无法被逆转和掩饰的。即使通过试管婴儿技术，可以将女性的生育期延长，也还是有年龄限制的，38 岁就是一个分水岭，如果女方超过 38 岁，试管婴儿成功率就会降低，超过 40 岁以后，不但高达一半的卵子会突变，流产风险也会相对增加。

对于女性而言，如果卵子质量不好，会直接影响试管婴儿的成功率。不过，男性也不要以为自己可以置身事外。

虽然从生理上来说，男性的衰老没有女性的绝经期那样明显，似乎没有生育的年龄限制，不用经历丧失生育能力的种种焦虑，但男性的生育能力和性功能，也会随着年龄的增长发生改变，使得精子形态和活力发生衰退，影响胚胎质量。

据美国科学家发现，35 岁是男性精子质量的一道分水岭。以精子的质量为例，虽说老年男性的精子依然具有生育功能，但此时精子出现基因变异的比率却大大增加，精子活动能力也开始出现明显下降的势头，不活跃的与畸形的精子数增加了 20%。

不仅如此，随着年龄的增长，男性精子的代谢速度也有所下降，这些代谢后产生的废物，都会对生育产生不良影响，让卵子受孕的能力大大降低。同时，当男子过了 35 岁，体内的雄性激素开始衰减，每过一年其睾丸激素的分泌量会平均下降 1%。

因此，男性与女性一样，也有生育"生物钟"，只不过男性的这一"生物钟"弹性较大罢了。

在听完美国专家坦诚的回答之后，丈夫表现出了一些犹豫，看向妻子的眼光似乎在询问：既然没有百分之百的成功率，那还要不要试？

妻子低头思索了一会儿，果断下定了决心："如果我走出这个大门，就是选择了放弃，也许这辈子就没有孩子了，错过的时间不能挽回，但只要有一线希望，我也要尽力一试。"

幸运的是，经过专家的综合评估，这位女士的卵巢功能、激素水平都还不错，也许很快就会有好消息传来。

虽然经历了一些坎坷，但这对夫妇仍然是幸运的，而很多跟他们有相似经历的人，却要接受遗憾离场的事实。

时间真的是个很可怕的东西，它带来了很多东西，也使一些东西永远从我们生命中消失。

别怕，别拖，别等到无可奈何的时候，再来悔恨当初的选择。即使我们无法左右时间的流逝，但唯一能做到的，就是抓住机会，才会让生命少一点遗憾，多一点圆满。

Tips：试管婴儿中常用英文单词缩写

AID：供精人工授精	IUI：宫腔内人工授精
AIH：夫精人工授精	IVF：试管婴儿
ART：辅助生殖技术	IVF-ET：体外受精胚胎移植技术
E2：雌二醇	LH：促黄体生成素
FET：冷冻胚胎移植	OHSS：卵巢过度刺激综合征
FSH：促卵泡激素	P：孕酮
HCG：人绒毛膜促性腺激素	PCOS：多囊卵巢综合征
HMG：尿促性腺激素	PGD：胚胎植入前遗传学诊断
HSG：子宫输卵管造影	PRL：泌乳素
ICSI：单精子显微注射	T：睾酮

Day5　适合你的才是最好的

【甲之蜜糖，乙之砒霜。

这个道理适用于婚姻，也适用于人生。

在这个世界上，我们每个人都是一个独立的个体，与其套用别人的生活模式，适合自己的才是最好的存在。】

人在旅途，最怕的就是舟车劳顿。每天随着人潮奔波在各大景点，下车拍照，上车睡觉，再好的心情也会被破坏殆尽。

很多经历过试管婴儿治疗的父母，也都上演过这样的一场"人在囧途"：听说这家医院不错，这次一定能怀上，试管胚胎移植失败；这家医院的医生技术不行，再换一家试试……

在不同医院，不同医生之间反复折腾，浪费了大量的时间和精力，让本来应该轻松甜蜜的孕育之旅，变得心力交瘁，即使最后成功了，一回忆起这段黑暗的日子，仍然会心有余悸。

对于很多准备做辅助生殖的人来说，如何选择一家适合自己的医院，是开始孕育之路的第一道拦路虎。那么，我们就来看看,在医院选择上最关键的几个指标。

首先,每个初次接触试管婴儿技术的人,判断的第一标准,就是医院的成功率。

记得有一次在咨询中,碰到一个女孩,她很沮丧地说:"上次我去了一家据说成功率超高的机构,结果竟然失败了,怎么人家都行,就我是那小部分呢?"

在研究辅助生殖医疗现状的过程中,我发现了一个有趣的现象,越是初次试管婴儿的人,越看重成功率的指标,而对这项技术比较熟悉的患者或者专业的医生,反而不太在意。

之所以出现这样的差别,也在一定程度上展现了外行与内行的视角问题。在不熟悉这项技术的人看来,他们并不清楚影响试管婴儿成功率的真正因素,就想当然地认为,机构标榜的成功率越高,自己成功的机会越大。

然而,从医生的角度来看,每个人的体质差异很大,这种总体的概率对个体来说没有意义。

除此以外,由于成功率统计口径不同,各个机构宣传的成功率差异巨大,在做选择参考的时候,一定要分清两个重要的概念,一个是"临床妊娠率",一个是"活产率",又叫做"抱婴率"。

"临床妊娠率"是指胚胎移植后 30 天左右,经超声检测能看到孕囊,甚至看到胎心胎芽的周期数,占移植周期数的百分比。目前国内机构发布的试管婴儿成功率,一般都是指临床妊娠率。而"活产率",简单来说,就是指宝宝顺利出生的概率,美国发布的试管婴儿成功率,一般指的就是活产率。

在所有妊娠周期内，总会有一些妈妈会因为各种原因发生流产、胎停等状况，因此，临床妊娠率总会高于活产率，而后者的数据参考价值，对准父母们显然意义更大。

另外，由于做试管婴儿的人群年龄相差较大，一般会按照年龄段统计成功率，在选择的时候，可以对照自己的年龄段查看对应的成功率，得出的结论会更加准确。

那么，除了成功率，在选择医院的时候，还有哪些实用的参考指标呢？

第一，需要考虑的是等待时间。从某种角度来说，每一个做试管婴儿的人，都是在与时间赛跑，加之现在不孕不育人数的增多，很多医院都是人满为患，有的甚至要排到半年或者一年之后，再高的心气也被磨没了。为避免夜长梦多，这一点一定要提前考察清楚。

第二，需要考察的是医院资质。试管婴儿作为一种先进的辅助生殖技术，必须是有一定资质的正规医院才能做。这种资质既包括"硬件上"的设备和技术，是否有独立先进的实验室，是否有独立的辅助生殖中心，还包括"软件上"的技术专家和操作人员，经验是否丰富，技术是否专业，等等，切莫因一时心急，被非法机构钻了空子。

第三，还有一个很容易被大家忽视的选择标准，就是医院的服务。试管婴儿的成功率在很大程度上，与人的心理因素息息相关，数据表明，积极放松的心态，更能保证胚胎的着床率。

如今，很多人为什么愿意将做试管婴儿的地点选在泰国、海南，就是利用了当地得天独厚的旅游资源，将旅游、度假与医疗结合起来，让每个准妈妈都能享受到一站式的会诊服务，而不用再在流水线上苦苦等待，心情愉悦了，成功率自然就更高了。

最后，还有一个大家都非常关心的问题：现在很多人做试管婴儿都喜欢往国外跑，是不是国外的一定比国内好呢？

这个答案也不是绝对的，从试管婴儿的成功率上来说，美国的成功率确实遥遥领先，究其原因，除了技术上的领先，还有捐卵、代孕等政策上的优势。

我国的香港和台湾地区，以及泰国等地近几年热门的试管婴儿生殖机构，也以他们提供的周到服务和舒心的医疗环境而大放异彩。

然而，从总的数据来看，中国每年做的辅助生殖治疗量是美国的 3～4 倍，在全世界总量是最多的。因此，国内医生在临床案例和经验上会更丰富，更了解中国人的体质。如何能将美国的技术、港台地区人文化的就医环境和国内丰富的临床经验结合起来，也是我一直努力的方向。

总而言之，要想判断一家医院是否适合自己，就看它能不能让自己在少花钱、少受罪、高效率的基础上，还能获得最满意的结果，在综合考察的基础上独立思考，自然会心中有数。

【备孕日记 2】

Day6　旅行前的准备手册

<><><><><><><><><><><><><><><><><><><><><><><>

【我一直认为，在父母与子女之间，除了血脉相连外，更存在一种特别的缘分，让我们成为彼此生命里的软肋，牵挂一生。

有些父母与子女之间的缘分，来的顺其自然，值得特别感恩。还有一些缘分是努力争取才能得来，虽然多了些曲折，但更显弥足珍贵。】

即使在决定做试管婴儿之前，已经做了不少尝试，经历了很多没有为外人知晓的苦痛，但在真正决定踏上试管之旅的前一天，还是有不少人会辗转反侧，担心自己是否已经做好了准备。

如果你也正在为此焦虑，不妨跟我一起来检查一下，让旅行没有后顾之忧。

第一步，确定出发时间。

做试管婴儿需不需要辞职？哪个季节的成功率最高……

为了得到一个健康聪明的宝宝，不少人将之当作了人生中的头等大事，甚至专门辞职备孕。这种态度值得鼓励，不过，也不用搞得这样草木皆兵。

一般来说，试管婴儿在 2 ~ 3 个月的准备和治疗期间，并不需要每天都到院，前几次的就诊时间可以自己掌握，即使在进入周期之后，真正到院的时间也并不太多，对正常生活并不会造成太大影响。只要把它当作一次正常的旅行即可，不用在宝宝与工作之间左右为难。

除此以外，做试管婴儿也不像景点一样，有淡旺季之分，只要你准备好了，每一天都是最好的时间。

第二步，准备好必需的证件。

目前，在我国做试管婴儿对证件的审核比较严格，必须具备二证，包括：身份证、结婚证，缺一不可，而且二证里面所有的姓名、身份证号必须统一。

如果姓名不统一，必须得在当地派出所去证明曾用名和现用名是同一个人并盖章。如果身份证或结婚证丢失或者过期，必须先去有关单位重新办理。

第三步，做好身体检查。

如果在接受试管之前，已经进行过生殖方面的诊断和治疗，在就诊时最好携带上以前检查及治疗的资料和证明，以免浪费时间做重复检查，也给医生提供一些参考的依据。

第四步，生活习惯调理。

备孕试管婴儿和自然备孕一样，在接受试管治疗前期也要注意饮食结构的调整，做到营养均衡，才能保证成功率更高。例如，女性在备孕前 3 个月，可以遵医嘱服用适量的叶酸，也可以多吃点富含天然叶酸的食物，比如：绿叶蔬菜、水果、坚果等。另外，高蛋白食物可以很好地促进卵泡的发育生长，在食物中增加一些牛奶、黄豆，或者是鱼、虾、蛋类等，都是非常不错的选择。

可能有些人会觉得，备孕是女性需要注意的事，其实男性该做的准备也必不可少。比如，男性在饮食中可以多增加一些富含锌、硒的食物，含锌类食物，如牡蛎、鸡肉、鸡蛋、贝类、土豆等，有利于精子的生长发育和成熟；含硒类食物，如海产品、鸡蛋、坚果、大蒜等，可以对精子起到保护作用，避免精子受到损害；富含维生素的蔬菜水果，也是维持精子活力的必备元素。

无论是男方还是女方，在进行试管婴儿之前，都要调整好自己的作息时间。夫妻双方应避免熬夜，远离烟酒，对于一些咖啡类的刺激性饮品也要尽量远离，适度地参加一些有氧运动。男女双方对体重也要进行合理的维持，将其控制在合理范围之内。

除此以外，也经常会有患者问我："医生，除了日常饮食之外，我还要不要吃点保健品？听说可以提高成功率？"

其实，不管是国内的保健品，还是漂洋过海淘来的保健品，其之所以叫保健品，不是药品，就是因为它不会像药品那样有效，最多只会起到一些辅助作用，在服用之前，最好先跟医生咨询一下，根据身体情况和相关检查结果，再判定是否需要吃。

把专业的事交给专业的人去做，想得太多反而无益。有时候，我们之所以感慨缘分的奇妙，就在于它的不期而至。只要心之所向，愿之所往，来一次说走就走的旅行，也未尝不可。

Day7 轻装简行 Let's go！

【对于一个家庭来说，生育后代不仅是一种血脉延续的标志，也是人生圆满的象征。

为了求得这种圆满，很多人走入了痛苦的深渊。这种执念，也成为了缠绕在人们身上的一道枷锁，压得人寸步难行。】

不管是在生活中，还是在工作的时候，我都不喜欢用"病人"或者"患者"来称呼那些前来接受辅助生殖治疗的男女，而习惯于称呼他们为"求助者"。

在我看来，他们不过是因为种种原因，需要借助医学手段拥有一个健康的宝宝罢了，他们不是病人，而是正在孕育之路上急切需要帮助的准父母。

相比那些通过普通方式受孕成功的父母，他们的爱更伟大，付出了更多的代价，对孕育的渴望更加强烈。然而，他们的这份渴望，如果没有得到正确的引导，不仅没有好作用，反而会伤人伤己，成为心底纠缠不休的梦魇。

在接触辅助生殖的这些年中，我听过很多人的故事，那里面有笑，有泪，总结我听到的最高频的词，就是"焦虑"

和"压力"。

有人说，自己这几年，为了要一个健康的宝宝，上刀山、下火海，长时间的折腾与煎熬，就像一个黑洞，吸走了所有快乐的能量；还有人说，试管之路不仅是身体上的折磨，更难受的是精神带来的痛苦，每天都处于惊恐和焦虑的状态中，睁眼闭眼，想的全是各种指标，每年浑浑噩噩，不知道自己从何出发，又将去向何处……

可以说，每一个在孕育路上奋斗过的人，都曾经历过一段难熬的时光，然而，在试管婴儿的路上，付出和收获并没有成正比关系。过多的心理活动，不仅对助孕无益，反而是额外的心理负担。

首先，你应该放下的第一个包袱，就是赌徒心理。

很多人把做试管婴儿，当成备孕路上的最后一根救命稻草，前面的备孕之路越不顺利，渴望翻盘的心就越急切，像一个输急了的赌徒一样，把自己的全部身家都投入进去。

然而，尽管现在试管婴儿技术已经非常成熟，但具体到每个人身上，判定某一次是否会成功，却是不可预知的。有时候希望越大，现实却越会开玩笑，如果没有积极健康的心态，本该顺遂的路也会横生波折。

其次，你应该放下的第二个包袱，是不健康的求子心态。

几个月前，医院来了一对要求做试管的夫妻，给我们讲述了他们坎坷的求子之路。原来，这不是他们第一次做试管，女方在2011年曾接受过一次流产手术，当时两个人刚结婚，觉得要孩子很简单，就没当一回事儿。然而，等两个人准备正式承担起父母的责任时，好消息却迟迟未到。

2014年，无法继续等下去的两个人，跑去医院做了各项检查，医生说没有大问题，监测了几次卵泡也一切正常，但就是没动静。眼看家里催得越来越紧，医生建议他们做试管。刚开始，女方坚决反对，觉得自己没什么问题，不愿意"受那个罪"？当时就否决了。

直到2016年，在尝试各种方式无果后，两个人才将做试管提上了日程，然而，第一次试管移植鲜胚，就以失败告终；随后，他们又在2017年分别移植了两次冻胚，也都没有着床。接二连三的打击，让女方倍感压力，而年龄的紧迫却容不得她沉浸在悲伤之中。为了让自己的备孕过程不被打扰，女方放弃了待遇优厚却繁重的工作，辞职专心做试管婴儿。这一次，刚开始一切都很顺利，取卵9个，配了6个胚胎，成功移植了鲜胚，她自己也重新燃起了希望，移植后除了吃饭、上厕所，几乎都没下过床。

然而，老天又一次跟他们开了一个残酷的玩笑，连医生也说不出所以然，但就是没有着床。

结果出来之后，他们的心态完全崩溃了，多年积聚在心里的委屈和身体的痛苦，更摧垮了女方的身心，甚至一度有了轻生的念头。最后，虽然在丈夫和家人的鼓励下，女方重新振作了起来，但因为曾经有过这样艰难的试管经历，如今重新来过，女方的心理状态非常糟糕，在咨询过程中反复强调"我今年一定要怀上""这是最后的机会"……并反复向医生寻求肯定的答复。

我非常理解她的心情，不只是她，很多夫妻什么都准备好了，败就败在情绪管理上。我们经常说，爱情像沙，抓得越紧越留不住，其实，孩子也是这样，你越是着急，他越会跟你捉迷藏，只有当你放松下来，他才会慢慢靠近。

为了增加成功的概率，医生没有安排他们开始治疗，而是先安排心理咨询师介入，通过运动、饮食、心理的共同调节，让妻子放下心结，及时把自己的情绪调整过来，终于迎来了最后的胜利。

所以，放轻松，没有你想象的那么难，要相信科学，也要相信你自己，与其将它当做一项工作任务，强迫自己一定要在什么时候生出孩子，或者规定自己一定要生个男孩或女孩，过分紧张地关注是否已经受孕，只会徒增自己的紧张和焦虑。

你应该放下的第三个包袱，是偏见带来的压力。

虽然孕育子女是一家人的期望，但女性不只是孕育过程中的主角，更是冲在第一线的战士，不仅要承担身体上的变化，还要背负世俗带给她们的种种舆论压力，有时真的会给身心造成很大的负担。

辅助生殖治疗没有什么特别，更不用偷偷摸摸。获得家人的支持，可以让我们走得更加轻松。在这个过程中，你可以和你的伴侣进行坦诚地沟通，也可以和家人交流整个治疗的过程，还可以通过一些论坛，与其他有同样经历的父母交流彼此的心得体会，都可以帮你缓解焦虑情绪。

最后，医学不是万能的，不可能保证每个人都有百分百的成功率，但如果你真的对孕育充满渴望，就要做好克服重重难关的准备。

因为，人生最痛苦的事，不是失败，而是我本可以。

给自己一个机会，探索人生更多的可能性。

如果你已经决定踏上这次浪漫的试管之旅，或者当你觉得不敢开始，无力再走下去的时候，不妨甩掉包袱，轻装简行，跳出自己给自己设置的牢狱，你想要的，就在不远处等着你。

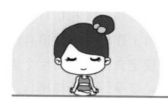

Tips：在决定做试管婴儿前，可以尝试的放松训练

1. 呼吸放松
方式
①第一步，以舒服的姿势坐好或躺好。
②第二步，用鼻子深深地、慢慢地吸气，再用嘴巴慢慢地吐出来。
③第三步，把双手分别放在自己的腹部、胸部上，感受在一呼一吸间，腹部的起伏状态，然后试着控制自己的呼吸，尽量使胸部的起伏变小。同时，还可以借助想象，按照从脚、双腿、背部、颈、手心的顺序，依次对身体的各部位进行放松。

2. 想象放松
方式
①找一个安静、可以让人放松下来的地方，静坐或平躺。
②深呼吸，使心情平静下来，想象自己正走在一片美丽的海滩之上。微微的海风轻抚，空气中飘过让人心情放松的味道。你赤脚在海滩上行走，听海浪有节奏地拍打着海岸，仿佛一切烦恼都从头脑中被赶走了，达到放松身心的目的。
③你也可以自己找到一个记忆中给自己带来幸福记忆或愉快感觉的场景，用自己的多个感觉通道，如视觉、听觉、触觉、嗅觉等，去找回当时的感觉和回忆。也可以配合自然音效的白噪声，让场景更加生动。

3. 转移注意力

平时不要老是一个人待在家里，多出去走走，可以练练瑜伽、太极、绘画等，培养一个自己的兴趣爱好，不仅有益身心，也能达到分散注意力的效果，避免自己过度关注试管婴儿的过程，引发焦虑。

【备孕日记 3】

第二站 别哭，没你想象的那么难

Day8 只要爱，不要伤害

【女子本弱，为母则刚。

人们经常用这句话来赞美女性的伟大和付出。然而，没有一个女孩天生就懂得如何成为一个母亲，每一个女人也都曾是爸妈最疼爱的掌上明珠。

学会好好爱自己，避免不必要的牺牲，这不是自私的表现，而是一种更负责的人生态度。】

记得有一次，我在医院门口碰到了一对年轻的夫妻，好像正在为什么事情争执，在经过他们身边的时候，我听见女人有些激动地说："没有孩子怎么了，难道我在你眼里就是一个生育机器？"紧接着一个男声响起："你这个人就是自私，你以为你是什么？没有孩子你什么都不是！"

我回头一看，正好看到女人头也不回地出了大门，留下男人一个人在原地发呆。

当我在医院门口听到那位女性的宣言后，我在心里为她喝彩，我觉得这是一种值得鼓励的人生态度。生与不生没有对错之分，只是两种不同的人生选择。

虽然我身处辅助生殖行业，但我首先是一名女性、一位母亲，不管是辅助生殖还是"试管宝宝"，我希望交给所有女性的，是一种掌控自己身体的权利，在保护自己的前提下，完成做母亲的梦想，而不是违心地为别人的愿望买单。

不过，在实际生活中，对于试管婴儿，有些女性是不愿做，还有一部分女性是不敢做，虽然有强烈的生育愿望，但从网上一查，便看到了很多耸人听闻的说法，什么试管会让女性早衰，做试管会得癌症，做完试管女人就废了，等等，让很多有辅助生殖需求的家庭望而却步，不敢轻易尝试。

基于种种身体上的顾虑，使她们在承受不孕症带来的压力时，宁愿采用道听途说的方法，也不愿意接受试管婴儿这一可行性技术。

这样做导致的结果就是：钱白花了，罪白受了，也没有找到一条最快、最合适自己的助孕路线。

女性有掌控身体的自由，但不要被谣言绑架，错失了治疗的时机。为了达到这一目的，我们首先要做的，是对试管婴儿有个客观清晰的认识，才不会被那些妖魔化的说法吓跑，从而做出正确的判断。

那么，做试管胚胎移植，究竟对女性的身体有没有伤害？

下面，我们就来列举一下，在试管过程中，可能会对女性造成"伤害"的几个阶段。

简单来说，试管婴儿整个过程，可以分为以下几步：前期身体检查 – 促排卵 – 取卵取精 – 卵子受精 – 胚胎培养 – 胚胎移植 – 妊娠确认。其中，可能对女性身体产生影响的主要在促排和取卵两个阶段。

首先，促排卵是试管婴儿过程中重要的流程之一，它能刺激卵泡，孕育出成熟的卵子，从而帮助女性一次排出多颗卵子。我们前面说过，促排卵不会减少女性卵巢内总体卵子的数量，更不会将卵子耗光，而是唤醒本来要凋亡的卵子，让同周期的所有卵子都能够得到成熟的机会。

那么，这个阶段会对女性产生影响吗？

会，因为在促排阶段，女性体内的雌激素会大幅增加，使卵巢在短期内处于高负荷工作状态，就好像一个幼儿园老师照顾孩子，原本只要照顾一个孩子就够了，但现在增加到十几个孩子，工作量必然加大。但是，这种高负荷状态只是短期如此，不会持续，所产生的伤害也是有限的。

其次，就是取卵阶段。试管婴儿取卵最常用的方式，是在阴道 B 超的指引下，将取卵针穿过阴道穹窿，直达卵巢吸取卵子。整个过程在 3 ~ 10 分钟，且一般都不会超过 10 分钟。

虽然时间不长，但毕竟是一个小手术，有些女性在取卵过后，可能会出现一些不适状况，如月经周期紊乱，小腹刺痛等，这些都是促排后会出现的正常现象，就好像你今天去健身房跑了三千米，明天早上起来会觉得浑身酸痛一样，只要注意休息，很快就能恢复过来。

　　另外，还有一些人反应，说促排卵药物中含有激素，所以取卵后会发胖，这种说法也是错误的，因为促排卵药里的激素只是性激素，和发胖没有任何关系。有些人之所以会看上去发胖，可能是由于水肿，或者是在促排期间受到了饮食和精神状态的影响，一般会在停药后的一个月内，逐步恢复到正常状态。

　　同样，据数据显示，从1978年第一例"试管宝宝"诞生至今，尚未发现试管婴儿会增加女性患乳腺癌、卵巢癌和子宫癌的发病率，对女性的身体也无特别的伤害。

　　随着现在试管婴儿技术的不断成熟，对女性身体上的不良影响也在不断减少，不过，身体上的影响会随着时间而消失，试管胚胎移植经历给女性带来的心理压力，却比身体上的伤害更大。

【备孕日记4】

Day9　对疼痛说"不"

【终于熬过了漫长的检查，等待，顺利进周促排，很多人心里却开始多了一些担心，甚至害怕那一天的到来。

这个让人闻之色变的环节，就是取卵。因为对这一过程的恐惧，有人甚至害怕到睡不着觉，情绪异常紧张。那么，取卵真的有传说中那么痛吗？】

一说试管婴儿，很多人都想到没完没了的打针、没完没了的吃药……还没开始治疗，就已经谈虎色变，产生了各种猜想与畏惧，甚至整天提心吊胆，焦虑不安。

从古至今，生育一直是压在女人身上的一座大山，在医疗条件尚不发达的时代，生孩子被看作是女人的一道鬼门关，即使到了近代，女人仍没有从生育之苦中彻底解脱。

特殊的生理结构，让女性更易遭受疼痛的袭击，但在实际生活中，这一问题却没有得到足够的重视。尤其是在女性生育的过程中，忍痛似乎成了一项常规操作。

即使出现了无痛分娩之后，其在中国的普及率也一直不尽如人意，因为人们觉得"无痛分娩对身体有害"或者"无痛分娩会对小孩有不好的影响"，即使有的产妇要求做无痛，也会遭到家人的阻拦——"女人就是这么过来的""别人都受得了，你受不了就是娇气"，不管社会上把女性地位提得多高，似乎在生育面前，这个女人必须抛去所有的恐惧和私心，才能彰显母亲的牺牲和伟大。

难道一个母亲的价值，必须用痛苦和伤害来衡量吗？如果这个答案是肯定的，那绝对是一种悲哀。

在工作中，很多有试管助孕计划的女性，在前期都曾向我无数次询问过："做试管婴儿痛苦吗？""医生，我什么都不怕，就怕疼。"

每次我都会直接回答，会有痛苦，但可以忍受。每个人对疼痛的阈值不一样，如果你感觉不舒服，也可以选择其他的方法让自己免除痛苦，尽量让这一过程过得舒心愉悦。

比如很多女性最害怕的取卵环节。

从技术上来说，取卵手术是在阴道 B 超引导下，用穿刺针，经阴道穿刺卵泡抽吸卵子的手术，一般用的穿刺针都是比较细的，对器官损伤很小，不会产生特别无法忍受的感觉，但是，如果患者是卵泡特别多、卵巢位置不好，或者被子宫、宫颈和膀胱遮挡的女性，在操作的时候，可能会比其他人的感觉稍稍强烈一些。

那么，如果让过来人现身说法，能不能描述一下，在取卵过程中到底会遭遇什么程度的痛感呢？

有人说没有感觉，有人说让人痛不欲生，由于每个人对于疼痛的定义不同，我们无法从别人的口中，推测自己的真实感受。就像打耳洞一样，问一百个人，可能会有一百种对于感受的描述，如果真觉得害怕，可以选择无痛穿耳。同样，如果你对取卵过程感到恐惧，也可以选择无痛取卵。

如何做到无痛呢？最简单的办法就是麻醉。

所谓"无痛取卵"，就是麻醉师在对患者进行静脉麻醉后，待患者进入沉睡状态，再进行试管取卵操作。在这一过程中有全程的生命体征监测，持续数分钟至十几分钟即可完成，术后患者可以马上恢复意识，在休息室休息 1～2 小时即可离开，不影响正常的工作生活。

通过这种方法，不仅可以消除女方在取卵时的不适感和恐惧心理，也更有助于医生在取卵过程中的操作。而且，由于静脉麻醉药物，麻醉深度浅、代谢快，每位患者的用药剂量，都是根据个人身高、体重、年龄等基本情况"量身定制"，一般来说不会对健康产生什么影响，也不会降低卵子质量，更不会留下后遗症。

可能有人会问了，既然有无痛取卵的技术，为什么国内没有完全普及呢？难道不是因为有什么隐患？

要回答这一问题，还要从我国的辅助生殖医疗环境说起，由于我国的人口基数大，不孕夫妇的基数也不可小觑，稍微"知名点"的辅助生殖医院里都人很多，很难在每家医院都设立与其患者数量相匹配的麻醉师。用简单一句话来概括就是，求助者太多，麻醉师不够！

除此以外，麻醉条件下取卵对手术医生的技术要求更高，操作更难，才导致了这种供不应求的现象。

取卵并没有想象中的那么痛，能用技术解决的问题，就别自己死扛。如果你恰好是对疼痛比较敏感的人群，就可以选择用无痛的方式，来完成这一阶段的操作。只要在病床上稍稍睡上那么一会儿，醒来就已经结束了。即使患者选择局麻，意识会相对清醒，不会有明显的痛感，所以一点也不用担心。

除此以外，在做试管胚胎的过程中，还有一个让"怕痛群体"颇感不安的过程，就是打针。

在各种有关试管婴儿的论坛中，都会有人出来现身说法，说自己被"打针打到怀疑人生"，还有人说自己还没做完，就已经被打了上百针，让很多不明真相的人打起了退堂鼓。

那么，做试管婴儿需要打很多针吗？以前确实需要，但随着技术的发展，这一环节也可以得到大大简化。

谁说在孕育之路上，一定要与痛苦同行？我们完全可以把这种痛苦降到最小化，这是每位女性应该享受到的权利，也是我们一直为之努力的方向。

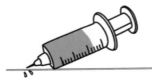

Tips：麻醉取卵有哪些注意事项？

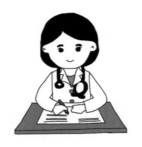

1. 麻醉取卵从术前开始就要做好充足准备。

手术前一晚 10 点后禁食，12 点后禁饮。直到手术结束 1 小时后才能少量饮水，2 小时后方可进食。手术当天，穿着宽松的衣裤"轻装上阵"。

2. 术后第 1 天尽可能安排在家休息，清淡饮食即可。

卵泡较多的女士为预防腹水的发生，宜少食多餐，进食易消化、富含高蛋白的食物。术后可能会有轻微的头晕、恶心、呕吐、肌肉痛及伤口痛，若症状没有消失反而加重，或者有阴道流血就应该及时通知手术医生并就诊。

Day10　可以躲开的 NG 尴尬事

【有人说，做试管婴儿的过程，感觉自我尊严在逐渐沦陷。在这个过程中，自己从一个有人格、有情感、有尊严的人，逐渐被虚化成了一个生育的机器，这种感觉实在是太糟糕了。

让女性有尊严的生产，是检验社会文明程度的试金石。

我一直认为，生育是女性的一场蜕变，也是一件很美、很私密的事情。只有先把她们当作一个人来对待，而不是单纯的当作"孩子他妈"，才是我们能给予她们的，最贴心的关怀和尊重。】

很多妈妈在经历了试管婴儿过程之后，都说自己是走向了一条"不归路"。在这条路上，没有同伴，没有尽头，每天关注着身体的各个指标，一遍遍地把自己放在各种仪器下去检查，没有点强大的内心，根本没法支撑下来。

为了让自己走得更远，离成功更近，有些东西是必须要舍弃的了，比如说矜持，比如说尊严。

一位已经成功诞下"试管宝宝"的妈妈说，"自从做了试管之后，哪有什么尊严？以前从来没想过的尴尬事，全都经历了一遍，现在脸皮都比以前厚了。"

她说，让自己至今想起来都手心冒汗的，就是几年前第一次去一个医院做试管胚胎，因为卵促不起来，医生安排她去做B超，她走过去一看，B超室门外已经排起了长龙，为了加快速度，基本上都是前面的人还在做，后面的人在旁边等着，护士在检查过程中跟你说的话，所有人都能听见。

第一次见到这种场面的她被吓呆了，看着身边那些人们见怪不怪的眼神，一种天然的羞耻感突然袭来，她把自己浑身上下裹得严严实实，飞也似的逃离了那个地方。

没想到，当她惊魂未定地在试管群里吐槽这段经历的时候，却遭到了大家无情地嘲笑，大家纷纷表示，"比这尴尬的事多着呢，到时候你就习惯了"。在那一瞬间，她一直无所畏惧的心，第一次出现了动摇。

这种尴尬的经历，并不是女性独有的体验。很多来生殖医院就诊的男性，也有一项特别不情愿去做的事情，就是——取精。

虽然在试管婴儿的整个流程中，基本上是女性做主角，但男性的参与也非常关键，作为男士们在试管周期中必经的一个项目，取精的环节虽然简单，却也容易发生很多令人意想不到的状况，让很多男性困扰不已。有的人担心自己在陌生的地方发挥不好，影响流程进行；有的人担心自己不了解操作，把样本混淆；最尴尬的是，有人说，自己在出取精室的时候，正好碰上熟人，自己拿着取精杯走也不是，留也不是，只好尴尬地打个招呼就赶紧开溜。

可能有人会觉得，医院就是治病救人，在生命面前，谈什么尊严、隐私，未免太过矫情，治好了病比什么都要紧。然而，医生虽然见过各种场面，但也会关心患者的内心感受，每当我看到一些女性，为了完成做母亲的梦想，咬牙坚持的样子，我都会扪心自问：我们真的不能为她们做点什么吗？这条路已经是她们人生需要经历的额外考验，为什么还要遭受很多不必要的痛苦，这些本来是可以避免的啊！

因此，当我开始建造辅助生殖中心的时候，这个问题立刻浮现在了我的眼前，现在是我能为她们做些什么的时候了。我想要建造的，不是一家普通的生殖医院，而是除了让每一个到来的人们，圆了自己的求子之梦外，还能在这个过程中让他们享受到私密与轻松，能在有一天回想起来的时候，充满快乐的回忆。

为了减少每次检查面对新医生的尴尬，我要求对每个患者都要安排一名主治医生全程跟进；为了避免多人就诊的尴尬，设立了单人诊疗室，每个医生办公室的旁边，就是患者的检查室，不用拿着检查报告到处走来走去；为了让等待检查的时间变得不那么煎熬，医院会设立休闲区。为了给男士一个宽松、私密的取精体验，取精室里会增设专有的物流通道，男性在取精结束之后，只需要把样本投入物流通道，便能轻松地离开，保证样本的私密和准确……

虽然在这条孕育之路上，有很多"高山急川"，仍然需要你们自己去独自面对，但是，我们仍然可以做一些努力，帮那些正在这条路上穿行的人们，卸掉一些负累，处理一些麻烦，用这种方式给予一些温暖和鼓励，告诉他们：别哭，我们就在你旁边，一直陪伴着你。

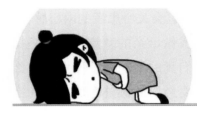

Tips：试管婴儿各个环节，疼痛指数一览表

1. 控制性促排卵阶段

疼痛指数：轻微疼痛 ●●●

身体感受：虽然很多女性对这一阶段有所恐惧，但很大程度上，是来自于对连续打针的抗拒。实际上，这一阶段所用的注射器针头，要比平时我们见到的细很多很多，即使是自己打，也不会有明显的疼痛感觉。

2. 阴道 B 超 + 验血检测阶段

疼痛指数：基本无痛 ●

身体感受：虽然有些人在用药期间，会出现肚子微胀的感觉，但并不会感到疼痛。

3. 取卵阶段

疼痛指数：麻醉后基本无痛 ●

身体感受：在静脉表浅麻醉的帮助下，基本不会有任何感觉，只需 10 ～ 20 分钟即可完成手术。

4. 胚胎植入阶段

疼痛指数：轻微的不适感 ●●

身体感受：在移植胚胎的过程中不需要麻醉，只会有一点点不适的感觉，只要配合医生，很快就可以完成，无需特别紧张。

5. 胚胎移植后补充黄体酮阶段

疼痛指数：轻微不适 ●●

身体感受：在这一阶段，一般会采用针剂和口服药物搭配使用，口服药物不会产生不适感觉，如果打针，可能会稍有疼痛感，但与平时注射疼痛没有两样。坚持下去，胜利就在前方！

总结：试管婴儿过程中的疼痛，并不像谣传中的那么可怕。各位怕疼的准妈妈也不用太过紧张哦！

Day11 从养卵开始，好孕开挂

【在接近目标的道路上，最怕的事就是走弯路。

在这条看似平坦的孕育之路上，其实也隐藏着无数诱惑与陷阱，因为充满了太多不确定性，所以每走一步都要小心翼翼，如履薄冰，生怕一不小心，就前功尽弃。

能否在纷杂的信息丛林中，寻找到一条最快、最合适自己的孕育路线，是求助者突出重围的关键。】

启动试管婴儿周期之旅的第一步，就是促排卵，也是很多第一次接触试管婴儿技术的朋友，需要克服的第一个技术难关。很多人甚至还没有进周，就已经被各种陌生名词搞得焦头烂额，在动不动就吓唬自己，吓唬老公的同时，还患上了选择恐惧症。

那么，为了让所有即将开始这一旅途的你们，减少一分疑惑，增加一分安心，我们今天就来讲讲，促排卵到底是怎么回事？

促排卵，从字面意义上简单理解，就是通过药物促进多个卵泡发育，增加受孕概率。是一种经常在排卵障碍及试管婴儿治疗过程中使用的方法。

在进行促排卵治疗之前，首先要经过前期的各种身体检查，在检查合格后，医生会根据患者的年龄、卵巢功能等情况，确定治疗方案，进行药物诱发排卵。接着，等卵泡发育成熟后，便可以进行取卵和精液的采集，然后就是体外受精，胚胎培养，胚胎移植，最后顺利诞下宝宝。

从理论上来说，促排卵的原理并不复杂，但为了满足不同人的不同体质需求，在实际工作中，医生在制订促排方案的时候，要根据患者的年龄、基础卵泡数、性激素指标、AMH 指标等来进行综合考量。

虽然选择什么样的促排方案，要听医生的话，但我们也要对这些方案有一定的认知，才能更好地配合医生的治疗，减少不必要的怀疑与心理负担。

一般来说，医学上常见促排卵方案有激动剂方案、拮抗剂方案、微刺激周期、自然周期等。根据垂体激动剂使用时间，又将激动剂方案分为超长方案、长方案、短方案、超短方案，等等。

1. 短效激动剂长方案

操作方法：可从女性月经周期的第 1 天或第 2 天开始，也可从黄体期中期开始。目前使用最多的是黄体中期长方案。GnRH-a14 ~ 21 天后，垂体达到降调节时，再开始用外源性促性腺激素促排卵，并维持促性腺激素释放激素类似物（GnRH-a）的使用直至人绒毛膜促性腺激素（hcG）日。

适应人群：作为目前控制性卵巢刺激中使用最普遍的方案，主要适用于卵巢储备功能比较理想或多囊的备孕人群。

2. 长效激动剂长方案

操作方法：是在女性月经第 2 ~ 5 天，或前一周期的黄体期注射长效 GnRH-a 全量或不足全量，14 ~ 35 天后根据情况确定是否需注射第二次，根据病情可多次重复注射，末次注射 14 ~ 35 天后根据激素水平，卵泡直径及数量启动 Gn 促排卵。

适应人群：主要适用于子宫内膜异位症、多囊卵巢综合征（PCOS）或反复失败的备孕人群，以及卵巢储备功能减退者。

3. 短效激动剂短方案

操作方法：是利用 GnRH-a 的激发作用，通常从月经第 2 天开始使用短效激动剂直至注射 hcG 日，第 3 天开始使用 Gn 促排卵。

适应人群：主要适用于卵巢反应不良者。

4. 拮抗剂方案

操作方法：Gn 启动后，在适当时间添加 GnRH 拮抗剂，以对抗垂体促黄体生成素（LH）峰过早出现。

适应人群：可用于各种人群，尤其适用于 PCOS 的患者，可以大大减少 PCOS 患者出现卵巢过度刺激的风险。对于卵巢功能减退者，应用拮抗剂方案可以更贴近卵泡自然生长状态，减少 Gn 用量。

5. 微刺激方案

操作方法：指通过使用小剂量、短疗程地使用外源性的促性腺激素，配合添加 GnRH 拮抗剂、雌激素受体拮抗剂或芳香化酶抑制剂的促排卵方案。该方案具有疗程短、刺激少、费用低、患者耐受度高等特点，能有效控制高反应人群卵巢过度刺激综合征（OHSS）发生率，但获卵数较少。

适应人群：卵巢低反应人群、高反应人群。

6. 自然周期方案

操作方法：一般不用任何药物刺激卵巢诱导排卵，但必须通过临近排卵期反复监测 LH 峰预估排卵时间，以便获取成熟卵细胞，获卵率相对较低，但对卵巢几乎无外源性药物刺激，卵子状态更加接近自然，经济花费较少。

适应人群：

①年纪较轻，有充足的时间来完成自然周期试管婴儿的备孕人群；

②年龄大、卵巢功能减退，应用促排卵药物不能实现更多获卵者；

③对促排卵药物出现排斥、过敏，或者不愿意使用促排卵药物完成试管婴儿周期的备孕人群。

这么多的促排方式，应该怎么选呢？要解决这个问题，我们首先要了解促排卵的目的是什么？

一般来说，试管婴儿技术过程，促排卵的目的有以下两点：

第一，对不排卵或排卵不规则的求助者达到治疗作用；

第二，促进多个卵泡发育，增加妊娠机会。

因此，在促排方案的选择上，没有最好，只有合适，一定要配合医生工作，不能自己想当然。

作为这场旅行的精彩开篇，很多女性为了达到更好的促排效果，过得小心翼翼，不敢坐也不敢站，每天处于精神高度紧张的状态中，其实大可不必。

规律生活，正常作息，多补充营养物质，有什么问题及时与医生沟通，过分紧张反倒会起反作用，保持一种轻松的心情，保存实力，才会看到前路更好的风景。

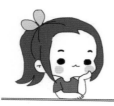

Tips：促排卵期间的饮食起居

对于准妈妈来说：

1. 注意加强营养、均衡饮食，保证睡眠充足。

可多吃蔬果、蛋类、豆类、肉类、鱼虾（体质过敏者禁食）类等富含高蛋白的食物，不宜吃辛辣刺激的食物及饮用咖啡、酒、茶等饮品。

2. 可以继续使用维生素、叶酸或调理卵子的药物，但激素类药物禁用。

3. 生活中避免剧烈运动和重体力劳动，也不要穿高跟鞋，以免腹部过于受力。

4. 促排卵期间不要同房，避免卵泡破裂和卵巢扭转。

5. 促排卵用药期间，可能会出现轻微头痛、头晕、恶心、食欲下降、腹痛，腹胀等药物反应，不必惊慌，请及时与医生联系。

对于准爸爸来说：

1．禁烟、禁酒以及咖啡、茶等刺激性饮品，养成健康的生活习惯，远离有毒、强辐射环境；

2．遵医嘱适时排精，为术日取精做好准备；

3．如有其他疾病的用药，应与医生讨论后应用。

Day12   私人订制123

【生命，是这个世界上最神秘的奇迹，随着对其认识的深入，我们不禁会感叹自然造物之神奇。

不管人类的技术发展到什么阶段，唯有心存敬畏之心，才能行有所止。】

在工作中，接触的人多了，不同求助者的需求也是五花八门：

"我已经有了一个女儿，现在二胎开放了，能帮我直接要个试管男宝宝吗？"

"生孩子一个一个生太麻烦了，我想直接生对龙凤胎。"

"我和我爱人都是高学历，听说第三代试管婴儿能筛选基因，能选一个智商最高的移植吗？"

……

诸如此类的"个性化"要求，经常问得我们专家哭笑不得。

如今，随着人们个性化的心理需求，各行各业都流行起"私人订制"，吃饭、穿衣，以至于换个发型，都要避免千篇一律，追求与众不同，更何况生孩子这件人生中的大事，更加不能草率。

不仅要身体健康，还要符合天时、地利、人和。那么，借助试管技术，能不能满足人们对下一代的"完美订制"需求呢？

首先，我们来看看"天时"，有了试管技术，就可以无限制延长生育年龄吗？

孕育一个生命，需要耗费父母大量的精力和时间，因此，当生育期与事业发展期重叠时，有越来越多的人选择推迟生育。虽然从技术上来说，运用试管技术可以大大延长女性的生育时间，大龄怀孕生子的新闻也很多。但是，选择这样做的风险也要提前知悉。

据统计，高龄产妇发生胎停、流产的概率是适龄产妇的 3 倍，患妊娠高血压综合征、妊娠糖尿病、产后抑郁等疾病的发病率约为年轻女性的 5 倍。除了会增加生育时的风险外，随着女性年龄的增大，其卵巢情况以及子宫体液分泌情况等都会衰退，这种衰退是不可逆转的，如果确实有生育意愿，一定要宜早不宜迟。

如果有些夫妻确实因为某些因素导致不能适龄生育，或暂时没有生育计划，女性也可以选择将卵子冷冻保存起来，以保存自己的生育能力。

其次，做试管婴儿能选择生男生女吗？

受中国传统观念的影响，不少人希望通过试管婴儿来挑选胎儿性别。然而，我国法律明确规定，无论是普通健康的孕妇做 B 超产检，还是不孕不育夫妻做试管婴儿，都禁止给非医学需要的胎儿做性别鉴定。即便是针对有遗传病家族史的不孕不育人群采用的第三代技术，也仅能在胚胎植入前选择不携带特殊遗传疾病的健康胚胎，仍然不能选择未来胎儿的性别。

不过，有一种选择除外，那就是"不能不选择"。有些求助者因为男女双方的原因，患有性连锁遗传疾病。所谓性连锁遗传病，以隐性遗传病多见，致病基因在X染色体，在患病家族中常表现为女性携带，男性患病，而这种病的特点就是，生女孩则可以避免遗传病的缺陷；如果生男孩，则会遗传。所以这时候就会通过第三代辅助生殖技术帮助有遗传病缺陷的家庭怀上健康宝宝。

第三，做试管婴儿能选择生双胞胎或龙凤胎吗？

虽然有不少人通过试管怀上了双胞胎，但事实上，试管婴儿技术是不能定制双胞胎的。

根据国家规定，在通过试管技术移植胚胎的时候，并不是移植胚胎越多越好，35岁以下的女性患者一次一般植入1～2个胚胎，35岁以下第二次植入或者35岁以上第一次植入，为了增加成功率则可考虑一次性植入2个胚胎，然而，如果女性曾接受过子宫手术，如既往剖宫产史、肌瘤剔除史、宫颈锥切术后等，为了减少子宫破裂的风险，也会考虑一次植入1个胚胎。

如果植入的两个胚胎都能成活，那女性的确有很大概率生双胞胎。但在放置胚胎后，没有哪个医生能保证放置的胚胎都能存活，最后能成活几个，这是由自然选择来决定的，而不是医生。

因此，试管婴儿能"定制"双胞胎，这种说法是不对的，更不要为了生双胞胎而做试管婴儿。

最后，试管婴儿能剔除有遗传病的缺陷宝宝吗?

答案是肯定的。如果是有明确单基因遗传疾病的夫妇，可以通过第三代试管婴儿技术，在胚胎移植前检测筛选出不带致病基因的健康胚胎，来进行移植，有效降低缺陷儿出生的概率，不过，虽然挑选了健康的胚胎，但是胚胎移植后，在生命发育的任何一个阶段，胎儿由于母体原因、环境等因素，染色体都有可能出现异常变化。所以选择第三代试管婴儿成功受孕后，孕妇仍然需要进行常规的产前检查，才能在最大程度上保证下一代宝宝的健康。

在人类发展的过程中，技术就像潘多拉的盒子，它无比贵重，却也蕴含着风险，只有在合理的范围内使用，才能将风险降到最低。辅助生殖助孕技术也是如此，虽然存在"人工挑选"的环节，但也不能随心所欲，才能使它在正确的渠道，发挥出最大的价值。

Tips: 从卵子到形成囊胚，需要经历哪些过程?

并不是每一颗取出来的卵子，都有可能发育成囊胚，而要经历好几道考验。

第一关：成熟度考验 ●●

手术取出的卵子成熟率一般为 80% ~ 85%，此阶段有 MII、MI、GV 等多种形态，只有 MII 即成熟的卵子才有可能正

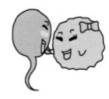

常受精，而其余不成熟的卵子则在这一关被淘汰。

第二关：受精考验 ● ● ●

只有当卵子与精子成功结合，形成受精卵，才能发育成胚胎。如果在受精过程中出现异常，不仅容易导致胚胎着床失败，自然流产率升高，还可导致部分性葡萄胎发生和染色体异常胎儿出生。

第三关：胚胎优选考验 ● ● ● ●

并不是所有的受精卵都能卵裂，即使发生卵裂的胚胎，也可能因为生长速度不均等原因而被淘汰掉。在这个过程中，胚胎师会对每枚胚胎进行严格、全方位的观察评估，选出综合实力最强的选手，来进行下一步的培养。

第四关：囊胚形成 ● ● ●

在受精后 5 ~ 6 天，胚胎会发育到囊胚阶段。相比于鲜胚移植来说，囊胚培养有以下几种优势：首先，囊胚培养可以筛选出具有发育潜能的更优质的胚胎。其次，囊胚是胚胎着床时的状态，更符合生理状态，并且对冷冻解冻过程的耐受性更强，解冻后存活率相对较高。另外，囊胚的妊娠率一般比卵裂期胚胎高，更适合单胚胎移植，也更方便进行胚胎植入前遗传学诊断。

不过，并非所有胚胎都能达到囊胚阶段，究竟要鲜胚还是囊胚，要根据具体的情况，听从医生的安排。

【备孕日记 5】

Day13 其实，你真的不用那么累

【有人说，成年人的崩溃，都是一瞬间的事。

那个在深夜号啕大哭的人，并不一定遇到了多么大的难事。大风大浪都闯过来了，却还是因为一些小事就全线崩溃。那种感觉，就好像崩了很久的弦断了，却再也没有力气把它重新捡起，身心俱疲。】

如果用四个字来形容自己的试管助孕之旅，我们会得到怎样的答案？

是好事多磨、苦尽甘来，还是提心吊胆、辗转反侧，亦或是身心俱疲、悔不当初？

虽然在这段圆梦的旅程中，每个人行进的路线都大体相同，但每个人看到的景色，体验到的感受却是大相径庭，才有了这一部部跌宕起伏的家庭悲喜剧。

在工作中，我们肩负着别人的生命之托，我们每一个医护人员，都是在与时间赛跑，有时一天之差、一时之差，就可能有天堂与地狱之别。每当看到来医院的求助者们满意而归，我会由衷地为他们高兴，但还是难免会遇到一些遗憾，非人力可以扭转。

　　曾经有一位备孕多年没有成功的女士，由于做过两次巧克力囊肿手术，卵巢功能很差，直到 35 岁才第一次尝试试管助孕。然而，因为没有好的囊胚可以移植，第一次失败了；等到第二次，好不容易有了囊胚，却又因为囊胚质量差而没有着床。当时的主治医生告诉她，之所以囊胚质量差，主要是因为卵子质量问题，如果她早几年过来，也许结果就会大不一样。

　　本来已经准备好成为一名妈妈，好不容易看见的希望又随风而逝，这种期待落空的感觉甚至比没有希望更加让人绝望，她懊悔地对我说："以前年纪小不懂这些，自己一步步摸索试错，浪费了很多时间。等现在什么都懂了，身体却不行了。要是当时不走那么多弯路，我可能也不会这么累，吃这么多苦了。"

　　然而，再多的懊悔也挽不回错过的时光，如果我能帮助她们处理掉一些不必要的麻烦，简化掉一些不必要的程序，是不是可以让这条路更加平坦，可以让她们更加专注，更加坚定地走向正确的方向呢？

　　在这种使命感的驱使下，我决定成为她们的探路者：如果我是她们，我希望得到什么样的帮助，才能让我少走弯路，在这一路感觉更加轻松呢？

　　首先，在这段旅程的第一步，可以解决掉的是探索过程中的辛苦。

　　很多人在决定试管助孕之前，都习惯去各大论坛、App、网站查找相关资料，看哪个医院最靠谱？哪个医生最专业？哪个方案最适合……结果找了一圈，不仅各种说法看花了眼睛，还有很多广告机构混淆其中，其中不乏不规范、唯利是图的机构，利用人们对试管技术的不了解，赚取高昂利润，让本就痛苦的求助者雪上加霜。

好不容易找到了医院，排队五小时，就医五分钟，刚鼓足勇气迈出第一步，就已经觉得心好累。

当一个人在孤独的路上行走，如果能够有一位向导陪同左右，一定会省心又省力。给患者配上专业引导员，来到医院不用排队，全程指引，除此以外，为了降低沟通成本，我力求每个求助者都能享受到专家一对一的全程服务，减少其在陌生环境中的不适感。

其次，人在旅途最怕的就是舟车劳顿，吃不好睡不好，精力也就无从养起。

如果求助者能在紧张的行程中，不用再花时间处理这些生活琐事，也许心情就会更加放松，也会更加集中精力进行试管手术，成功率才会更高。因此，安排求助者从一落地就可以享受到五星级的生活服务，从接送到食宿安排，保证求助者能以最佳的身体状态进入周期，对于治疗也会有更好的辅助作用。

最后，我记得有朋友对我说过一句话："做试管助孕最累的不是身，是心。"总是在反反复复中经历希望和失望，伤心又伤财，再强大的心也会坚持不下去。

那么，要想卸下人们这种心理上的重负，只有一个办法，就是专注试管成功率，减少反复操作带来的精力损耗，从技术上、设备上、人员选择上，配备最高精尖的专业阵容，通过提供更加精准高效的试管解决方案，最大化地提高人们的就医效率和成功率。

如果我们把辅助生殖之路，比喻成一个巨大的赛道，那么，在从前的赛道上，只有你一个人在努力奔跑，对赛道的凶险和比赛的结果也懵懂无知。然而，我希望能做到的，就是将这场残酷的赛道之旅，变成一场没有悬念的浪漫旅行，没有弯路，不用受苦，只要你迈出第一步，剩下的九十九步，交给医生就可以。

Day14　走进精卵的微观世界

◇◇◇◇◇◇◇◇◇◇◇◇◇◇◇◇◇◇◇◇◇◇◇◇◇◇◇◇◇◇◇◇◇◇◇

【当我们对一件事情感到惧怕时，通常最主要的原因，是因为我们对它一无所知。

因为"知其然，不知其所以然"，所以，每增加一分无知，就会多一分不确定的恐惧，少一分做出判断的勇气，各种焦虑也会紧随其后。】

所有成功的孕育，都是从一颗精子和一颗卵子的结合开始的。

这是一个非常简单的道理，只要稍微对生理学有一点了解的人都不会陌生。只不过，对于很多做试管助孕的准爸爸准妈妈来说，自己做完取卵、取精之后，就被医生告知回家等候消息，但是这些精子、卵子究竟被送到了何处？又是怎么结合成胚胎的？它们在医生手下发生了怎样的故事？全部是一头雾水。

下面，就让我们一起走进胚胎实验室，走进精卵的微观世界，去一探究竟。

【卵子的旅行】

当卵泡液在取卵针的帮助下，离开母体，还没等它反应过来，就会被迅速转移到37℃恒温的培养皿中，送往胚胎实验室。

接下来，专业的胚胎师便会在显微镜下，查找出健康的卵子，同时根据颗粒细胞和放射冠形态初步评价卵子的成熟度，并将观察到的卵子转移到培养皿中，放在恒温培养箱中培养4～6个小时，使卵母细胞进一步成熟。与此同时，精子也已经同步到达，为了使其纯度更高，活力更好，胚胎师会对送过来的精液进行洗涤处理。

终于，到了卵子和精子相遇的时刻。

如果两边的状态都良好，在胚胎师的精心助攻下"自由恋爱"，自然结合完成受精过程，就是我们常说的第一代试管婴儿（IVF）。

如果精液质量较差，或者经手术取出的精子，则需要借助卵胞浆内单精子显微注射技术，由胚胎师在放大400倍的显微镜下挑选出最为强壮的精子，注射到成熟的卵子中，帮助精子完成受精过程，这种"包办婚姻"，就是俗称的第二代试管婴儿技术（ICSI）。

如果这对精、卵顺利结合，便会成为受精卵，细胞开始逐渐分裂，从2个细胞到4个细胞，从4个细胞到8个细胞，最终发育成胚胎。此时，胚胎师便会从中"择优录取"，挑选出状态最好的1～2个受精卵，移植到母亲的子宫内，进一步开启他们的生命之旅。

不过，如果对有遗传病或染色体异常的家庭来说，之前的这套操作流程，只有可能让女性成功受孕，却不能保证孩子降生之后一定是健康的，这个时候，便需要借助第三代试管婴儿技术的帮助。

我们前面简单提过，如今大热的"第三代试管婴儿技术"，即植入前胚胎遗传学诊断 / 植入前胚胎非整倍体筛查（PGD/PGS）。

PGD 指在 IVF-ET 的胚胎移植前，取胚胎的遗传物质进行分析是否携带某种致病基因，诊断是否有异常，筛选健康胚胎移植，是防止遗传病传递的方法。

PGS 是指胚胎植入着床之前，对早期胚胎进行染色体数目和结构异常的检测，通过一次性检测胚胎 23 对染色体的结构和数目，分析胚胎是否有遗传物质异常的一种早期产前筛查方法。

为了更好的国际交流和学术探讨，2017 年美国生殖医院学会（ASRM）、欧洲人类生殖和胚胎学会（ESHRE）等国际学术组织共同发出倡议，建议采用新的术语来描述第三代试管婴儿，即"Preimplantation · Genetic · Testing"，简称"PGT"。"PGT"中的"T"代表"检测"，相对于"D（诊断）"或者"S（筛查）"更加严谨和准确。为了在名称上能够直观地区别 PGT 的不同适应证，专家建议分别采用 3 种不同的字母来区分（见下页图），即：

PGT-A：是指为了提高临床 IVF 的成功率，进行胚胎染色体非整倍体筛查，相当于"PGS"。

PGT-M：是指针对单基因疾病生育风险者，主要是指孟德尔遗传病。目前，它的应用内涵也有进一步的延伸，如 HLA 配型选择、肿瘤易感基因剔除等。

PGT-SR：是指夫妻双方或之一存在染色体结构重组者，

比如相互易位、罗氏易位、倒位等。

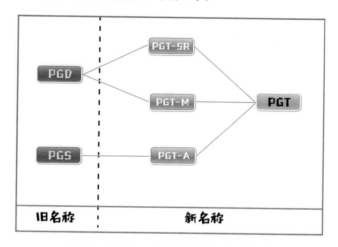

PGT、PGD、PGS 新旧名称对照表

就像孕妇定期去做产检一样，第三代试管技术不过是将"产检"提前到了胚胎和基因层面，从可能含有致病基因的胚胎中，挑选高质量的胚胎植入子宫，从而获得一个健康的宝宝。

不管是一代、二代，还是三代试管助孕技术，胚胎实验室都是生命诞生的源头。对于生殖医学中心来说，胚胎实验室的重要性就像一个人的心脏，辅助生殖技术（ART）中实验室的技术优劣及环境好坏，对试管胚胎成功率有着关键性的影响。

都说外行看热闹，内行看门道。很多犹豫要选择哪个生育机构的家庭，只知道在各种医院数据、排名上纠结比较，却往往忽视了最重要的一环，就是对医院胚胎实验室的了解。

要知道，不管是精子、卵子，还是进而形成的胚胎，都是非常娇弱的存在。它们不仅对空气质量、温度、湿度、渗透压等条件十分敏感，甚至任何细微的变化，都可能对它们造成不可逆转的损伤，直接影响试管胚胎的成功率。

比如，在胚胎成长的早期，其生长发育非常迅速，每天都会发生巨大的变化，这就要求实验室要具备顶级的培育系统及最先进的设备，才能保证胚胎培养环境与输卵管和子宫环境有最大限度地相似，保证胚胎的健康成长。

相反，如果是在不专业的实验室，任何细小的环节被忽略或者技术不过关，都会导致胚胎的发育潜能受到影响，从而导致助孕失败。

那个即将决定你下一代宝宝生死存亡的地方，究竟是一个什么样的环境？是独立的还是外包的？医生资质如何？能不能提供有关实验室的相关操作信息？都是我们在做试管助孕之前，需要充分了解和考察的信息。

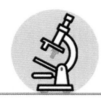

Tips：一个靠谱的辅助生殖技术（ART）实验室，需要具备什么条件？

1. 经验丰富的专业人员

试管婴儿是一种技术敏感程序，胚胎师和相关技术人员，除了需具备最高水平的专业知识外，丰富的经验也是必不可少的。

2. 最新的实验室流程和标准

顶尖的胚胎学实验室，应该遵循严格的管理程序，例如，如何监测胚胎发育？质量保证标准是什么？实验室的运作方式？都是不可或缺的关键信息。

3. 高品质的设备和设施

一个设备完善的实验室，设备和设施这些硬件条件，一定是重中之重，实验室中使用了什么样的培养箱？什么样的显微镜、培养基和处理设备？

4. 高品质的空气过滤系统

胚胎学实验室的空气质量对胚胎的健康和生存能力有着重要影响。空气中的常见杂质、微生物甚至香水都会严重损害胚胎的发育。

5. 细致的光线和温度控制

胚胎在发育时，对环境、光线和温度的变化非常敏感，稍微不慎，就可能满盘皆输。

【备孕日记 6】

Day15　终结遗憾，终结孤单

【比希望渺茫更绝望的是没有希望；比"不能"更让人煎熬的是"不敢"。

当一些人在抱怨生育路上困难重重时，还有一些人，却因为种种原因，还没上路，就被剥夺了到达终点的机会。】

辛辛苦苦十月怀胎，想拥有的不过是一个孩子，一个健康活泼、拥有无限未来的希望。然而，并不是每个人都能如愿以偿。

据一项研究显示：在我国，平均每 30 秒就会有一个缺陷儿出生，累计有 3000 万个家庭曾生出过有先天残疾或缺陷的孩子，约占全国总家庭数量的 1/10。

这是一个多么可怕的数字，即使做了万无一失的准备，但基因疾病和先天疾病却总让人防不胜防。

对于旁观者来说，对于这一数字，可能仅仅会觉得惊讶，然后就抛之脑后。但对于一个家庭来说，这个概率却是生命无法承受之重，对于一个孩子来说，这个概率更是可以成为贯穿他们一生的黑暗深渊，是我们需要竭尽全力为他们阻挡的灾难。

随着三代试管技术的成熟和应用，很多人对它的第一印象，都是"听说可以检测遗传疾病，可以避免遗传病传递……"，但具体这一技术如何操作，对普通人有什么好处和局限，却很少有人能说得清楚。

不过，我并不想浪费大量的篇幅来讲解这一技术的原理，我经常说一句话，专业的事情交给专业的人去做。对于各位准爸爸、准妈妈来说，只需要搞清楚两个问题就够了。

第一个问题：什么人适合做三代试管胚胎？

第二个问题：这一技术有什么优势和不足？

首先，我简单解释一下三代试管技术 PGD 和 PGS 的区别，虽然都是对胚胎进行遗传学的检查，但 PGD 主要是针对家族遗传疾病或个人重大疾病而做的针对性的诊断，而 PGS 主要是针对染色体结构和数目异常进行的筛查。

两者采取的是相同的技术手段，目的都是阻断遗传缺陷的发生，没有高下之分，只有适应人群的不同，具体哪个更适合自己，医生会根据患者的具体情况给出最适合的诊疗方案，不用太过纠结。

那么，哪些人建议做三代试管助孕？

第一群体：有家族遗传史的准父母。

曾经，面对无情的概率问题，对于有家族遗传史，或者夫妻双方中有一方携带致病基因的家庭，在要孩子这件事上只有两个选择，要么冒险一搏，要么彻底死心，但第三代试管技术却提供了第三条选择的方案。

比如，如果夫妻双方都携带地中海贫血的隐性遗传病基因，在备孕时不去做 PGD 筛查，将来孩子患地中海贫血的可能性就有 1/4，容不得半点侥幸心理。而通过在体外对胚胎进行移植前基因诊断，可以选择基因没有缺陷的胚胎进行移植，从而阻断致病基因的遗传，让遗憾不在下一代身上重演。

第二群体：复发性流产的备孕妈妈。

对于很多女性来说，在备孕过程中，还有一种比"怀不上"更痛苦的事情，就是反复胎停流产。

无论是自然受孕还是试管助孕，确认怀孕只是迈向成功的第一步，在生命孕育的 10 个月时间里，依然有 20% 左右的淘汰率。

在体验过新生命的喜悦之后，又被无情地剥夺了希望，这种打击实在太过残酷。对于所有憧憬新生命诞生的父母来说，最痛苦的经历莫过于此。

虽然导致这一结果的原因有很多，但随着科学界对基因遗传领域研究的深入，很多医生认为，染色体异常是导致胚胎不发育、早期流产的一个主要原因。

在这种情况下，通过三代的筛查，可以在源头上对胚胎染色体进行检查，挑选正常的胚胎进行移植，让各位准妈妈免受身心折磨。

第三群体：多次移植未着床的试管妈妈。

为什么每次取了很多卵，却没有配成胚胎？

为什么每次都说胚胎质量良好，却总是着床失败？

是免疫排斥、心情，还是宫腔环境出了问题？很多有过一次或多次失败试管经历的人，都会反复探究过程中的种种细节，试图找出自己的纰漏之处，甚至陷入自责、抑郁的情绪中不能自拔。然而，当你各种原因都找了一遍，仍然不知问题出在哪里的时候，不如换一个角度去寻找原因。

即使是最高级别的胚胎师，也无法用肉眼看出基因的问题。可能有的人会认为夫妻双方基因都没问题，胚胎也一定正常。这样的想法是错误的，正常无基因问题的夫妇也会产生染色体异常的胚胎。

要知道，在卵子和精子结合的过程中，染色体也在重组，如果在这一过程中发生错乱，就会造成胚胎染色体异常，功亏一篑。举个例子，如果一次养囊养出 6 个囊胚，假设其中有三个是正常的，三个是异常的，那么，每次移植就是一场赌博。万一运气不好，移植的是异常胚胎，后期结果很可能就是不着床、早期流产、胎停……这个时候，如果提前做了 PGS，就可以提前知道哪几个是正常胚胎，从而减少无效移植的风险。

第四群体：高龄生育群体。

虽然一个人怀不怀孕，不是排卵就能决定的，但卵巢有规律的排卵，绝对是生育中的一个重要环节，不管是不是做试管胚胎，一颗健康、质量好的卵子，都能够很大程度上决定是否受孕。

单从年龄角度上来说，随着女性年龄的增大，不仅会导致卵子、胚胎染色体异常概率上升，流产率上升，活产率下降，还会引发遗传病症。这与卵子老化，精子和卵子结合以后，没有办法进行正常的分裂有关。

虽然这个事实非常残酷，但我们不得不承认，年龄带走的不止是美貌，还有健康的卵子，这是人类身体正常的自然规律，任何人都无法逆改。我们唯一能做到的，就是借助第三代技术，排除异常染色体和遗传疾病，在一定程度上提高妊娠率，最大限度为宝宝健康保驾护航。

在中国人的传统观念中，非常看重基因传承，希望自己的孩子能够遗传到最好的基因，别说患病了，携带都是不可以的。于是，也有不止一位爱子心切的父母们向医生提出："给我们好好筛查筛查，最好把所有不好基因都清除了，行不行？"

可能在很多不了解的人眼中，第三代试管技术对基因的检测，就像买菜做饭，把不好的叶子丢掉，只保留最新鲜的就行了，但事实上，专业的基因检测却像排雷，有没有雷不知道，雷在哪里不知道，而且这颗地雷的行踪还会变幻莫测，即使是运用美国最先进的检测技术，也只能筛查 400 余种遗传基因疾病，而不能阻止所有疾病的发生。

不过，就像我们无法控制孩子的人生，却可以提供支持一样，虽然无法如大家期望的那样，让孩子在胚胎阶段一劳永逸，但我们尽量减轻他们的枷锁，可以使他们走得更远，更轻松，这也是父母送给他们的第一份礼物。

第三站　别急，你要的时间都会给你

Day16　美好，是孕育本来的样子

◇◇◇◇◇◇◇◇◇◇◇◇◇◇◇◇◇◇◇◇◇◇◇◇◇◇◇◇◇◇◇◇◇◇◇◇

【对于每一个渴望成为父母的人来说，孕育的每一刻都是美好的代名词。从生命最初的悸动到婴儿呱呱坠地，每一次轻微的胎动，每一天殷切的企盼，都是生命中最美好的体验。

这种美好，是上天赐予我们每个人的，最珍贵的礼物。不应该因为种种因素，就剥夺了一些人享受这一过程的权利。所以，我要做的事情，就是把这种幸福还给她们。】

生命与爱，是人生中最宝贵、最伟大的财富。

母亲，经过漫长的十月怀胎，最终孕育出一个崭新的生命，这不仅是女人生命中的大事，更是一个家庭的大事，承载着家族的传承，命运与未来的希望。这种幸福的感觉，即使在很多年之后，也会成为人生中一段美好的回忆，每一次回想起来，都是幸福的滋味。

然而，对于试管婴儿的父母来说，这段旅程却常常是

黑暗而充满荆棘的，甚至饱含着屈辱与泪水。尤其对于刚刚接触辅助生殖的女性来说，既要面对父母比较保守的观念，又要承担额外的财政支出，对许多技术、药物、专业名词还一头雾水，还要担心这样不良的情绪，是否会影响到试管婴儿的成功率……

那些本应该带来幸福的每一个身体变化，都变成了需要拼尽性命去争取的冒险，想想都令人不寒而栗，迷茫又未可知。可以说，很多踏上试管婴儿之路的人，他们在心理上经受的考验，远比身体上的考验要多得多。

我曾经在医院的走廊上，遇见过一对年轻的夫妇。女人手里拿着检测报告，沉默地靠着墙壁，迟迟没有打开诊室的大门。当我走过他们身边时，听见男人语气坚决地说："如果这次再怀不上，咱们就离婚。"

当时，我的心如坠冰窖。那个女人瘦削的身影挂在墙壁上，既孤单又无助。我想过去跟她说点什么，可我什么也说不出来。

可以想见，在这样的重压之下诞生的生命，也许从孕育之始，就与美好扯不上一点关系。但试问，这是谁之过？

后来，我又在各种场合，遇见过无数有生育问题的男男女女，当他们得知自己无法自然孕育一个新生命时，心急如焚，采用了各种手段去尝试，甚至付出了千倍万倍的代价。

如果你想见识人间百态，医院是最好的取景地。在生殖医院的会诊室里，是女性的苦难大会。我听过无数女性给我讲她们的故事，听她们给我讲，每次取卵移植时，内心的希望和忐忑；每一次受精卵没有着床，一切又回到原点的失落与绝望；家人的企盼，对未来的担忧，是压在她们心上的一座座大山。

但这一次，我决定为她们做些什么，这不仅是我心中一份多年的夙愿，也是我身为医者，身为母亲，身为女性的一种责任与担当。

我知道，很多人第一次做试管助孕的时候都会非常紧张，尤其在经历过失败之后，难免会产生焦虑、失望等情绪。这时，不管是医生还是成功的前辈，大家都会告诉她们，要放松心情，因为轻松的心情可以提高成功率。

不过，在很多人来看，这句话就像"多喝热水"一样，只是医生随口一说的安慰话，但实际上并不如此。

曾有一位女性在就诊时，对我们哭诉：为了要一个孩子，他们已经在这条路上奔波了十年。

十年期盼十年苦，其中身体上的辛苦尚能承受，但心理的压力却好几次差点将她击垮。

谁不想能够自然受孕呢？但身体上的缺陷却似乎成了她的原罪。如今公婆都已八十多岁，让他们心心念念的，是唯一的儿子至今无子。每次看到老人那浑浊的双眼中流露出的期盼，她都快崩溃了。

为了摆脱心里的内疚，她曾多次提出离婚，但都被丈夫拒绝了。在了解了她的心结之后，我们的家庭咨询师对她进行了咨询和开导，并引导她与家人进行了开诚布公的沟通，取得了不错的效果。在进周之前，婆婆还多次打电话安慰她："没关系，只要你们两个人过得好，没有孩子也可以领养一个。"

谁也没有想到，就在她放下"生"的执念时，"孕"气却不期而遇。如今，他们的宝宝已经成功降生，连医生都说这是一个奇迹。

在备孕的过程中，心理因素往往容易被人们所忽视，然而，它对试管成功率的影响却不容小觑。

首先，对于做试管婴儿的女性来说，相比男性，她们在备孕以及怀孕过程中，往往会承担更大的心理压力，都会给她们的心理带来极大的困扰，比如：担心手术疼痛、担心是否成功，甚至担心孩子的健康，担心身边人的看法，等等。

这种压力对女性激素分泌有重大影响，甚至会打乱身体的平衡状态。而月经周期主要由激素控制，如果女性有较大的精神压力，可能会导致她的身体分泌不了足够的激素，或者激素紊乱，导致难以排卵，进而影响受精。即使顺利排卵并受精成功，女性过大的心理压力也会影响胚胎移植，最终降低试管婴儿的成功率。

其次，不光是女性，在这一过程中，男性也会产生很大的压力。这种精神重负，也会影响男性身体的荷尔蒙分泌，导致精子数量减少。此外，心理压力还会降低精子的活性，使受精更加困难。相反，心理健康愉悦的男性，他们的精子数量更多，活性更好，受精率更高，试管婴儿成功率自然也会更高。

如今，随着医疗技术的发展，试管婴儿等辅助生殖技术，只是帮助怀孕的一种手段，就像感冒了要打针吃药一样,并没有什么特别。如何让这一过程不再成为一个家庭的噩梦,让更多的人感受到孕育生命过程中的神奇与美好,是我一直在努力的方向。

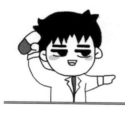

Tips:[旅行备忘录]生殖专家对心理调节的建议

1.自我调节,给自己积极正面的心理暗示,保持轻松乐观的状态,顺其自然。

2.尽量回避来自家人或朋友的干扰,以平和的心态面对这件事。家人也不要给予过度的关注或干扰,应给予适当的支持。

3.适当运动,如散步、慢跑、游泳等,有助于缓解精神压力。

4.生育是双方的共同意愿,因此夫妻之间要相互信任支持,尤其当一方出现焦虑等负面情绪时,另一方能够给予安抚和排解。

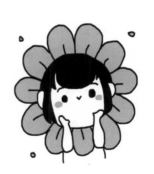

5.对医护人员多一些信任,放松下来,也许好孕就会随之而来。

6.选择正规的医院,有经验的医院,既可以提高成功率,还能缓解心理压力。

Day17 正常是最好的生活

【如果你问我，在完成这趟试管之旅的过程中，最重要的是什么？那么我会说，一定要有颗强大的内心。

别误会，我所说的强大并不是要你多么坚强，多么忍耐。老子曰："天下之至柔，驰骋天下之至坚"。真正强大的心，恰恰是拥有一颗平常心。】

对于那些自然受孕，或是意外得子的人们来说，习惯于将宝宝比作"上天赐予的礼物"，所谓"礼物"，自然是包含着意外之喜，因为超出意料之外，所以才会如此欣喜。

然而，对于很多需要尝试试管助孕的人们来说，他们从踏上这段旅程开始，就已经目标明确，期待早一步走向终点，取得最后的成功。有时候，这种期盼是甜蜜的，因为少了一分"意外"，多了一分"笃定"；但有时候，这种期盼又是沉重的，因为背负了太多人的目光，甚至为此担心到食不下咽、夜不能眠。

胚胎移植前，担心激素没上去？卵泡长没好？胚胎多不多？有没有好的胚胎？胚胎移植后，更是提着一颗心，干什么都如履薄冰，还有准妈妈调侃地跟我说，"我现在连喷嚏都不敢打，就怕稍微一用劲儿，就把孩子给打出去了！"

虽然有些话说出来自己都觉得可笑，但我却非常理解她们的这种心情。我也是一位母亲，这种下意识去保护孩子的想法，是每个女人母性的本能流露，即使孩子还没有出生，这种保护就已经开始了。

不过，在孩子的成长道路上，太多的爱会变成溺爱，爱的方式不对，也会变成一种伤害，即使在孩子还是受精卵时，也是如此。

曾经有一位准妈妈，不知从哪里听来的消息，说做完胚胎移植手术后不能动，必须在床上躺够三天，可以增加成功率，否则胚胎会由于重力作用排出体外，所以从移植后一直不敢下床，用她的话说："已经躺出了幻觉，老感觉肚子里不舒服，最后焦虑得连饭也吃不下。"其实，这样反而对成功不利。

事实上，坊间一直流传的"卧床可以提高着床率"的说法，并没有确实的理论依据。曾经有学者，在对比胚胎移植后卧床 24 小时与卧床 1 小时，和移植后静卧 4 小时与移植后卧床 3 ~ 5 天的患者后发现，前者与后者在妊娠率、流产率和宫外孕等发生率上并没有什么区别。这也充分证明，"移植后长时间躺着"，并不会对最后结果有什么帮助。相反，久躺不动对女性身体的伤害，却是显而易见的。

首先，由于人在平躺状态下，会出现肠胃排空减慢、血液循环减慢、下肢静脉血回流缓慢等现象，长期卧床，很容易影响消化功能，导致食欲不振、便秘等，还可能造成下肢静脉栓塞。

其次，我们在生活中经常会有这样的体验：平时上班总是早起，但周末一下睡太多也会觉得头昏脑涨。同样，对于胚胎移植后的准妈妈来说，只要每天规律作息，保证充足的睡眠即可，如果每天在床上当睡美人，人也会变得无精打采。

另外，人一闲下来就容易胡思乱想，无形中给自己增加压力，如果让这种焦虑、紧张的心情影响到神经内分泌系统，也会影响血液循环，影响胚胎着床。

接下来，放松，呼吸……

不要让等待的过程变成一种酷刑，做了那么多准备，付出了那么多辛苦，如今行程已经过半，可以稍微给自己放个假了！

在胚胎移植后，求助者只需要在床上躺1～2个小时，等体力恢复之后就可以回去休息，开始正常的生活了，不用因为备孕，而刻意去改变自己原本的生活节奏。

"那什么是正常的生活呢？"

即使医生说了再多遍，还是会有很多神经紧绷的准父母们，不知道如何安然度过这段黎明前的等待时间。我可以向大家提出几个建议。

1. 正常饮食

不要盲目听信网上的"偏方"，什么喝豆浆、吃西柚、吃榴莲等，不管什么食物，单一大量食用，都会对身体造成负担。

在进周开始促排阶段，可以适当多吃点富含蛋白类的食物；胚胎移植后，可以多吃点蔬菜、水果，促进肠胃蠕动。

尽量不要在这一阶段尝试一些以前没有吃过的新奇食物，以免引起过敏或腹泻。

2. 正常作息

除了不要熬夜，规律作息之外，也需要各位准妈妈平衡工作与生活的时间。

虽然为了安心做试管助孕，专门辞职备孕的人不少，但我还是建议，如果工作不是太忙太累，尽量不要辞职，一来减轻经济压力，二来也可以转移注意力，该工作工作，该逛街逛街，生活依旧每天阳光灿烂。

3. 正常锻炼

如果说进周后，很多准妈妈还会做做运动，但在胚胎移植之后，许多人就不敢冒险尝试了。

其实，倒也不用这样草木皆兵，如果平时有健身的习惯，只要在取卵、移植的时候休息两三天，避免扭转与冲击性过大的动作即可，平时跑跑步、做做瑜伽、散散步，都是不错的选择。不过，如果平时没有运动的习惯，也不要临时抱佛脚开始练习，以身体感到健康、舒适为上。

生育一个孩子，不仅是女人一个人的事儿，更是一个家庭的牵挂。

父母、老公、各种亲戚朋友，在带来关心的同时，也容易成为压力之源。所以，不光准妈妈要有一颗平常心来对待生活，周围的家人更要如此，无需过分的关注与关心，正常生活，就是最好的陪伴。

幸"孕"而生
　　——遇见试管婴儿的浪漫之旅

【准妈妈日记1】

Day18 慢慢来，会比较快

【当我们面对一件复杂的任务时，谁都想一鼓作气赶快完成，就像攀越一座大山，只想赶紧把它踩在脚下。

然而，生活中我们经常说一句话，叫"欲速则不达"，有时候越想完成一件事情，心里越急，越会乱了阵脚。】

从决定做试管助孕的那一刻起，进周、促卵、取卵、移植……一关一关地闯下来，眼看这一段旅程已经走了大半，似乎终点已触手可及，但心里的焦虑也与日俱增。

"身体一点感觉都没有，这次到底能不能成功？"

"万一这次失败了怎么办？"

虽然嘴上说"顺其自然"，但心里不着急也是假的。

我希望所有踏上这一旅程的朋友们，都能如愿以偿，既享受孕育的浪漫，也收获成功的幸福，但试管技术毕竟属于医疗行为，没有人能打出百分百的保票。

对于各位准父母来说，面对不确定性造成的焦虑，虽然不能在技术层面做出什么努力，但可以配合医生去调整自己的情绪。只要先把自己的心态调整到一个正向的频率，好"孕"气自然不请自来。

第一步：接受，与自己握手言和。

半年前，医院接待了一位有过两次失败试管助孕经历的求助者，从进入医院的第一天起，就一直郁郁寡欢。面对这种情况，我没有着急让她开始治疗，而是先让心理咨询师介入，了解她的情绪状态。

通过与咨询师的几次沟通，她慢慢敞开心扉，我也了解了她的故事。原来，她当初选择试管助孕，是因为丈夫弱精的缘故，医生说他们的问题不大，可能很快就能怀上。但两次流程下来，却双双失败。医生说，其实胚胎已经着床了，但因为指标很低，没有生长。

接连的两次失败对她打击很大，加上当时年纪也还小，就暂时停止了求子之路，在家休养了两年。然而，就在今年她调整好心情，准备再好好努力一次的时候，医生告诉她，通过 AMH、FSH 值的检测，她的卵巢功能已经开始衰退，可能不会如想象的那么顺利。这个消息犹如一盆冷水，浇熄了她心中刚刚燃起的火花，让她无法接受。

有一次，我在走廊上碰到她，她说："这两年为了生孩子，我每天都特别焦虑，眼看身边比我小的人都二胎了，心里就更加自卑。虽然嘴上说不急，但每次看她们在朋友圈晒娃，心里都特别难受。尤其是第二次试管助孕失败之后，我开始变得敏感多疑，朋友们都不敢在我面前提'孩子'两个字。以前，我一直认为身边的人都用有色眼镜看我，现在我才知道，其实没有接受的人是我自己。"

因为过多地自我否定而产生一种自惭形秽的情绪体验，这是很多求助者都具有的一种心理状态。在这样自怨自艾的心态下，他们给自己戴上沉重的精神枷锁。

对于这种负面情绪，有些不了解的人可能会说："你不要胡思乱想，要心胸开阔一些。"但道理谁都会说，情绪却不能凭空消失。即使自己知道这种情绪没有好处，但就是控制不了，甚至从自我怀疑、自我否定开始，陷入悲观消极的恶性循环。

我们说，情绪是心理的自然反应，没有对错之分。在这个时候，我们需要的不是与它为敌，而是要试着去理解和接受不管是身体上的，还是心理上的，只有先与自己握手言和，才能有战胜困难的勇气与决心。

说到底，试管助孕也没什么大不了，不过是换了一种备孕形式而已，没有低人一等，也不是大病绝症，正是因为多了一些美丽的意外，才让即将到来的遇见变得如此与众不同。

第二步：防御，抵御负面情绪的侵扰。

即使是规划好的行程，在路上也会遇到一些计划外的事件，让好不容易平复的心情瞬间失衡。

尤其是在这次旅途已进入后半段，曾经一起出发的朋友，有的因故折返，有的已经提前到达了终点，自己究竟会面临何种局面，难免会让人心生焦虑。明知道着急没用，心里还是会怕得发慌。

在这种患得患失的心态下，求助者曾经理智的心态也很容易发生动摇，有人开始打听别人的治疗方案，有人不知从哪里弄来了神奇的食疗偏方，不管有没有用，起码是个心理安慰，让自己可以暂时逃避，不用去面对冰冷的事实。然而，当最后结果真的没有尽如人意，他们又会立刻陷入万念俱灰的极端情绪，不能接受暂时没有成功的现状，甚至因此失去继续下去的勇气。

心态上要放平，心理上要放松，允许有紧张、害怕的情绪存在，但也要保持头脑清醒、理智在线。每个人的治疗方案都是因人而异，不能盲目追求进度，更不能因为着急而慌了手脚，在临床上，因为太过着急而出现忘记医嘱、打错针、该冷藏的药没有冷藏的"迷糊"准父母，实在屡见不鲜。

遇到不明白的事情，多听多记、不懂就问，多与咨询师与医生沟通，掌握自己的治疗节奏，不要拿自己身体开玩笑。

我相信，所有的故事都会有一个答案。

就在我写这篇文章的前一天，我收到了那位曾经郁郁寡欢的准妈妈的消息，她已经成功怀上了自己的宝宝，幸福之情溢于言表，而我把她的故事写在这里，只是想告诉所有正在接近光明的你们：慢慢来，在最终的答案到来之前，一定要耐得住性子，守得住初心。因为走的是正确的方向，就一定能看到最美的风景。

Day19　你的情绪你做主

◇◇◇◇◇◇◇◇◇◇◇◇◇◇◇◇◇◇◇◇◇◇◇◇◇◇◇◇

【生活中，我们每个人都会有各种各样的情绪表达，喜怒哀乐与爱恨情仇，这些都是人体本能的反应。

但是，这些情绪中有些是积极的，有些则是消极的，如果我们陷入消极情绪之中难以自拔，我们的心情就会被这种消极情绪带坏，陷入痛苦的漩涡。】

对于试管助孕周期中的准妈妈们来说，最难熬的过程不是各种检查、打针，而是反反复复胚胎移植不成功，那种崩溃与绝望，抹杀了过去所有的幸福与希冀，心态再好的人也很难不受影响。

面对这种情况，有人试着安慰："没事儿，过程比结果更重要，有了这次的经验，下次肯定没问题。"也许这句鸡汤在别处确实适用，但在我看来，这完全是站着说话不腰疼，对于每个尝试试管助孕的准妈妈来说，最后的结果是所有努力的最终呈现，如果没有这个，再美的过程也会失去意义。

我曾经接待过一位5次促排、6次胚胎移植均失败的准妈妈，那种疲惫的神态和努力想再尝试一次的渴望，让我为之动容。但我知道，她不是第一个为了孩子搏命的妈妈，也不会是最后一个，就在我身边，还有很多像她一样的母亲，在反反复复的失败中甚至萌生了放弃的想法。

虽然我们向往光明，但也要有直面黑暗的勇气。在某个夜深人静的夜里，我相信几乎每一个试管父母都想过一个问题：万一失败了怎么办？

首先，从临床上来说，一般将移植 3 次以上均失败，或者移植 4～6 个高评分胚胎，或囊胚数 3 个以上均失败的，称为"反复植入失败"。

其中，可查明的失败原因有很多，可分为以下几种情况：

1. 取不到健康卵子

卵子是胚胎的源头，如果因卵巢功能衰退，在试管助孕周期中出现不良反应，如卵泡不生长，取卵之后空卵泡、卵子异常等，就很容易出现无卵可用的尴尬局面。遇到这种情况，可以考虑将大促换成微促，通过多次促排来累积个数。如果多次微促或自然周期依然无法取到合用的卵子，还可以借助供卵完成试管周期。

2. 取不到健康胚胎

胚胎是生命的种子，胚胎质量是影响胚胎着床最关键的因素之一。

如果这颗种子发育潜能好，生命力旺盛，即使在一些不适宜的环境下也可以着床，相反，如果胚胎异常，身体会自然淘汰无法孕育的生命，即使身体条件再好，也无法着床。

除此以外，还有一种情况是无胚胎可用。虽然取卵成功，但因为体外受精过程失败，出现受精卵停止发育，受精卵染色体异常、养囊失败等情况。

遇到这种情况，要具体原因具体分析。如果是卵子成熟率低，需要考虑促排卵方案和夜针问题；如果是受精率低，需要考虑改变精卵结合的方式；如果是受精后不分裂或囊胚培养不成功，则主要考虑是不是卵子或精子的质量问题。

另外，生殖中心的胚胎培养技术、胚胎培养室的软硬件条件、培养液的使用、培养师的操作技术等，也是决定成败的关键因素。

3. 生化或胎停流产

即使胚胎发育良好，但在移植到宫腔后，也不一定就会着床。据数据显示，在不孕不育患者中，染色体异常的发生率为 10% ~ 15%。即使夫妻双方的染色体正常，胚胎的染色体也有可能出现异常，而胚胎染色体异常，又是着床和胚胎发育失败的主要原因，50% ~ 60%，其中三体最多见，其次为 X 单体、平衡易位、倒位等。

遇到这种情况，可以考虑进行第三代试管助孕，在胚胎植入前进行遗传学检测，筛选出染色体正常的胚胎进行移植，来提高每次移植的成功率，避免无效移植。

其次，除了这些有迹可循的失败之外，临床上还有 10% ~ 20% 的移植失败是不明原因的。

说不清为什么，哪里都正常，但就是没有成功，这种说法是最让人抓狂的。是就此放弃，还是再碰碰运气？不管选择哪一个，似乎都需要极大的勇气。明知不可为而为之，这才是试管婴儿中最无助的一环。

面对这种情况，说再多的可能性，分析再多的利弊，其实都没有太大的效果。如何帮助这部分人群呢？经过很长时间的思考，我决定将关注重点从辅助生殖领域转向心理学领域。

心理因素对试管成功率有多大影响呢？

相信不少人都听过这样的故事：某某夫妇求子多年一直没有成功，就在两个人准备放弃的时候，竟然成功怀孕了！

这样的故事不是都市传说，临床上也有不少相关案例。为了证实心理因素对试管助孕成功率的影响，曾经有国外专家做了一项实验，对接受试管婴儿技术的夫妇（年龄、文化程度、不孕原因、治疗计划、用药量、胚胎质量都基本相同）做心理评估，并把评估后的情况进行分组对照。结果发现：接受过心理治疗，解除压力的一组，比没有经过心理治疗的一组受孕率几乎高出一倍。

心理学研究表明，情绪有积极与消极之分。积极情绪像块垫脚石，在快乐的状态下，不管是能力、心态、情绪都会超常发挥，做事情也会更有效率；消极情绪则恰恰相反，它就像一块绊脚石，不仅会让我们跌倒，还会无端制造障碍，让人停滞不前。

为了不被消极情绪所"拖累"，我们必须要做的，就是拥有掌控自己情绪的能力，从积极的角度来思考问题，用正面的态度来对待人生。

情绪不一样，心态就不一样。心态不一样，做事方式就不一样，结果可能就不一样。不管外界如何喧闹，你才是自己的主宰。

当失败的恐惧充斥心灵的时候，不妨问问自己：如果现在放弃了，以后会后悔吗？

如果这个答案是肯定的，就打起精神，整装出发吧！不要因为一次的挫折，就把自己当成受害者的角色而不能自拔，用积极的情绪去替换消极的情绪，"好孕"与"不孕"往往就是一念之间。

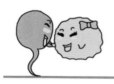

Tips：如何将消极思维替换成积极思维？

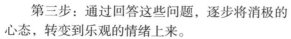

第一步：写下你的负面想法，比如"我没有成功，是不是我的身体有什么问题？"

第二步：对这个想法进行深入思考：

1."这个想法有什么证据？"

2."我是基于事实？还是感觉？"

3."我是不是曲解了这种情况？"

4."其他人会不会对这种情况有不同的看法？"

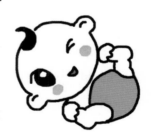

5."如果这些发生在别人身上，我会如何看待这种情况呢？"

第三步：通过回答这些问题，逐步将消极的心态，转变到乐观的情绪上来。

告诉自己：我不是一个失败者，而是下一个成功的人。

Day20　双人床，单人房

◇◇◇◇◇◇◇◇◇◇◇◇◇◇◇◇◇◇◇◇◇◇◇◇◇◇

【有人说，夫妻间真正的融合，不是结婚，而是从备孕起。

如果将备孕比作一场战争，需要两个人携手并肩、共同努力才能赢取胜利。但若一方当了"猪"队友，不仅对战争的结果会产生关键性影响，而且因为没有共同面对这一路的艰辛，即使最后胜利了，也无法体会和分享"劫后余生"的喜悦。】

我一直认为孩子是夫妻爱情的延续，不管是自然怀孕还是试管助孕，同样是浪漫的代名词，他们应该在一个充满爱的环境中被孕育，而不是在狭小局促的试管中被创造。

其实在一些高端的辅助生殖中心，都会设置诸如图书馆、游泳池等休闲之所，甚至有些医院病房都要按照五星级宾馆房间的标准设置。争取为前来求助的夫妻营造温馨舒适的诊疗氛围。

记得以前在生殖中心考察的时候，我不止一次看到过这样的场景：医院里行色匆匆的女性，一个人排队、检查、面对各种冰冷的器械，而旁边的丈夫，要么无所事事，要么干脆只充当来回的司机和行走的精子库,看着男人们寥寥的身影,每每让我有一种错觉,好像试管助孕是女人一个人的事情。

我印象最深的一件事,就是一位刚刚做完试管前检查的先生,用一种如释重负的语气说:"以后没特殊情况,我就不用来了吧?"

还没等我这边开口,他又补充道:"剩下都是我妻子的事了,我来不来根本帮不上忙嘛!"

我想了想,竟无言以对。

在医院工作的时候,常常有女性在医生面前哭鼻子,要不就是抱怨老公的不贴心,试管过程中一点也不配合,"做试管几个月,老公去的次数用手指头都数得清,第一次检查取精,第二次签字录指纹,第三次取卵,第四次移植。这也没办法,谁让生孩子是女人的事情呢?他们就算在,也没什么用。"

基于同样的理解,很多男性自动降级,将自己从试管助孕过程中抽离出来,只要按时过来打个卡,基本任务就算完成了。然而,事实真的是这样吗?

当然不是,以男性最基本的任务取精为例,别以为只有卵子会受情绪的影响,精子也会随着男士们的情绪起落而"闹"脾气。

实验表明,如果男性长期处在情绪不良的状态,会直接影响其神经系统和内分泌的功能,使睾丸生精功能发生紊乱,导致精液中的分泌液,如前列腺液、精囊腺液、尿道球腺液等成分受到影响,极不利于精子存活,从而大大降低受孕成功概率。

备孕从来不是女人一个人的事，受孕成功一个重要影响因素是要保持心情舒畅和家庭氛围和谐。尤其是在助孕过程中，女性的情绪起伏较大，如果这一时期得不到爱人的理解，心情可想而知。

所以，我希望能创造一个环境，让这趟试管助孕之旅不再是一个人的旅行，而是一个家庭共同的记忆。这不仅是一种人文关怀，更是助孕成功率的保障。

即使男性不能在这一过程中全程陪同，也应尽力做好以下几个方面：

1. 配合

我们经常说，每个成功男人的背后，都有一个伟大的女人。同样，在每一个试管助孕成功的女人背后，也会有一个默默付出的男人。这种付出不仅是金钱和时间上的付出，还需要一种自律精神。

然而，现实中仍有不少男性没有对此提起重视，甚至还认为，反正可以用高科技挑选，即使熬夜、抽烟喝酒，也没什么大不了的。

曾经有位做试管助孕的夫妇，男性在试管婴儿技术实施前做了精液常规检查，结果显示精子质量很好，然而因为不良的生活习惯，他没有配合女方做相应的身体调养，等真正需要配合取精的时候，精子质量一落千丈，最终前功尽弃。

即使有些事情帮不上忙，尽量让自己不做"猪"队友，是每个试管爸爸的必备素质。

2. 陪伴

在助孕过程中，女性是生理上的主体，但在心理上却更容易焦虑、紧张，此时，男方应该成为心理上的主体，学会安抚女方，多和她进行交流，注意观察她的身体状态，关注各种指标的发展进度等，丈夫的任何一点细心，都可以为她提供无限动力。

选择试管婴儿技术助孕，绝不是男女双方各提供一个精子、一个卵子那么简单，而是夫妻双方在经过慎重考虑之后，共同做出的关于未来的决定。丈夫更多地参与试管过程，不仅能体会到妻子的辛苦，也是一个让夫妻双方互相了解增进感情的过程。

不管当初是哪一方的问题，都已经不再重要，更不能以此来互相指责，将精力内耗。重要的是，当你们作为一个家族的命运共同体，决定走上这段旅途的那一刻起，就注定要互相依靠，彼此支撑，即使走过幽暗的山谷，也能一起迎来日出的曙光。

这是夫妻双方共同参与的一场战斗，任何一方的缺失，都会让这一过程毫无意义。

【准妈妈日记 2】

Day21 细节决定成败

【说到底，试管婴儿技术的流程其实并不复杂，但为何医院与医院之间，人与人之间的结果却有那样悬殊的差别？

一句话，细节决定成败，这是颠扑不破的真理，即使是一些不起眼的细节，也可能会对结果产生关键性的影响。】

不管是自然受孕，还是辅助生殖，都是一个讲究概率的事件。

在做试管助孕之前，所有准父母都要明白一点：我们所做的全部努力，都是在增加怀孕的概率。即使现在辅助生殖技术越来越先进，成功率也在不断提升，但仍然无法保证100%的妊娠率。

但是，这并不是说我们就得听天由命。有句话说，细节决定成败，因为将事情做到了极致，所以便让偶然成为了必然。同样，当我们在试管助孕过程中，面对那些难以预知、无法控制的因素时，我们能做的还有很多。

细节一：戒烟戒酒。

这句话虽然是老生常谈，但总是有人把这句话当成耳旁风。烟酒对生育的影响到底有多大呢？我可以举个例子，我们在帮一对夫妇助孕的过程中，发现他们的胚胎总是出现各种问题，不是发育不好、形态不好，就是碎片太多。通过与他们的沟通，发现男方有抽烟喝酒的习惯，有时一天能抽一包烟，备孕期间也没有停。

在向他们说明戒烟的重要性后，男方老实戒烟戒酒了三个月，等再次取精与卵子结合时，胚胎的状态有了极大的改善，一次就顺利着床。

烟酒的危害性在此不必多说，不管是男性还是女性，都不要有侥幸心理，这既是对自己负责，也是对下一代负责。

细节二：谨遵医嘱。

每次医生在检查、拿药之后，都会开出一张医嘱单，上面详细写了用药详情、禁忌事项、复诊时间等，然而，不管医生写的多么详细，总会有些不听话的人，要么不按医嘱办事，要么拿着单子四处跟人比较，甚至自己篡改用药剂量，这是绝对不允许的，是没有常识而且非常危险的行为！

每个人的具体情况不同，用药方案也不同。在使用药物之前应该详细阅读说明书，如果有疑问，应立即去医生那里咨询确认。按时复诊，过于提前或延后都会影响医生对病情的正确判断。

另外，在试管助孕期间，任何药物的使用都要在医生的指导下服用，不能自己想当然。

细节三：与医生建立信任关系。

关于信任，包含两个方面。第一种是多疑心理。有些人在这家医院检查之后，又在别家医院左查右查，不仅打乱了医生的治疗计划，也把自己搞得疲惫不堪，这种焦虑状态反而对受孕不利。第二种是怕给医生添麻烦，有问题不敢问，不好意思问，这其实也是一种信任缺失。

对于医生来说，与患者的充分沟通是工作的一部分，如果患者能在遇到问题的第一时间，寻求他们的帮助，医生内心也会倍感欣慰。

细节四：避免高温影响。

虽然试管胚胎不会受外界温度直接影响，但高温会危害男性睾丸造精作用，导致精子密度和质量降低，造成男性精子活力下降。因此，在试管助孕期间，不论男女，都尽量不要去汗蒸或洗很烫的热水澡。

细节五：术前各个环节注意事项。

1. 促排卵阶段

注意事项：保持心态平和、作息规律，不熬夜，均衡饮食，适量补充营养。避免感冒、发热，避免接触有毒、有害物质，不能剧烈运动、期间最好不要同房；最重要的是按照医嘱吃药、打针、复诊等。

2. 夜针阶段

注意事项：严格按照医生安排时间注射夜针，如果错过时间，尽快与主管医生联系，采取补救措施；打夜针前、后应避免性生活，避免剧烈活动，尤其是用腹压的动作，以防止卵泡破裂；医生可能会视卵泡发育情况用药，请遵医嘱。

3．取卵阶段

注意事项：

①取卵前

取卵前，应该严格遵照护士的指导在适宜的时间去排小便，如果小便没有排干净或者未按护士指导的时间去排小便，可能会导致膀胱胀大，影响卵巢的位置，从而影响取卵医生的进针角度。

另外，取卵前还应注意以下细节：取卵前避免剧烈运动及同房，翻身、转身动作要慢。手术前一天22点禁食，当日0点禁水。手术当天早上简单洗漱便可，不能化妆、涂指甲、抹香水，不要佩戴金银首饰，以便监测生命体征。

②取卵后

取卵手术后，不要从事重体力劳动，勿提重物，切勿剧烈运动，不泡澡、不游泳。养成健康的生活习惯，要做到多休息，不熬夜，保证睡眠质量，一个月内不要同房。

除此以外，对于取卵数＞15个的患者，饮食适合以清淡为主，每天可以至少吃四个蛋清，喝至少3000ml的椰子水或运动型饮料。为了避免在取卵一周后出现腹水的风险，一定要密切观察，如果感觉身体不适，及时就医。

4．移植阶段

注意事项：

①移植前憋尿

当膀胱里的尿液充盈时，子宫可在超声下清晰显影，方便移植管顺利进入宫腔。如果膀胱里尿液不多甚至无尿，会使子宫显影欠佳，从而影响移植。

　　一般来说，可以在胚胎移植前一个小时开始喝水，少量多次喝水，约饮 700ml，喝完水后稍加走动，有助于膀胱充盈，憋尿程度适当即可，不可过度，有尿意即可。

　　②移植后由于卧床休息运动量减少，会出现食欲下降，消化不良等情况，可尽量选择容易消化的食物，多吃富含高纤维的蔬菜、水果，少食用辛辣食物，防止便秘。

　　③移植前和移植过程中适当调节心理压力。心理状态对试管助孕成功率影响是极大的，当移植阶段宝妈的心理压力大时，可使女性神经紧张，从而影响体内的内分泌水平，血管长期处于收缩状态，影响子宫、卵巢局部的血流，且神经紧张会使体内一些神经介质释放出现异常，造成子宫、输卵管肌肉收缩紊乱，胚胎不能正常着床，导致胚胎移植失败。因此在试管胚胎移植过程中，准妈妈应该保持心理平衡，乐观豁达，不要紧张，放松身心，积极面对，才能增加试管胚胎移植的成功率。

　　在"试管宝宝"孕育的过程中，可能有人会觉得这些事情太烦琐，非常容易被遗忘，甚至不值一提。但除了大的流程安排，就是这些细枝末节的小事，才一点点让我们更加接近成功。

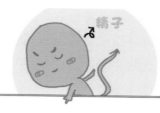

Tips: 取精阶段注意事项

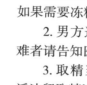

　　1.男方取精和女方取卵应在同一天进行，如果需要冻精请提前和主管医生沟通；

　　2.男方遵医嘱提前排精一次，有取精困难者请告知医生；

　　3.取精当日最好提前清洗外阴，采用手淫法留取精液，要留取全部精液；取精时注意手指等物品不要碰到取精杯内壁和杯盖内侧，也不要污损取精杯外的患者姓名等标记内容；

　　4.取精完毕后将取精杯交给专门负责的人员，如有特殊情况应及时告知工作人员。

Day22　对话自然能量

◇◇◇◇◇◇◇◇◇◇◇◇◇◇◇◇◇◇◇◇◇◇◇◇◇

【自然，是灵性的母亲。我们生于斯，长于斯，感天地之力量，天地也会回馈给我们心灵的滋养。

千百年来，天地万物，遵循自然生命规律，在这片大地上繁衍生息，唯有人类渐渐失联。只有修复与自然的沟通渠道，才能让身心畅享自由。】

每次从海南回到北京，我都会明显感觉到一种身心的不适。

虽然经过国家的大力治理，北京的雾霾天数已较之前少了很多，但与海南无处不在的苍翠相比，这里嘈杂的人群和拥挤的建筑物，总会让人无端陷入烦闷。

我们普通人尚且会受到环境的影响，更何况是敏感的孕妇和毫无防备能力的孩子呢？

如今，世界各地的不孕不育率都在上升，空气污染就是其中一个主要因素。但很多人不知道的是，自然环境对于试管婴儿成功率的影响也不容小觑。

例如，近几年大热的泰国试管婴儿，只要是稍微对试管技术有所了解的人，都听说过泰国的试管婴儿成功率高，他们究竟有什么秘密武器？

除了政策和技术上的优势之外，泰国作为知名旅游胜地，自然环境得天独厚。众所周知，在试管周期中，培养胚胎是非常重要的核心步骤，而自然环境在这个步骤中也至关重要，环境好坏会直接影响到培育胚胎的成功率。

这里所说的环境包含两层含义，一个是子宫环境；一个是实验室环境。

首先，我们来看自然环境对母体的影响。

美国理查德医师曾做过这样一个实验，他从该国国家环境保护局取得各地区的环境污染及空气质量数据，比对七千多位正在做试管婴儿助孕疗程的患者，来证实空气污染对试管婴儿活产率的影响。

结果发现，当居住地附近二氧化氮（NO_2）浓度过高时，会降低试管婴儿治疗成功率及胎儿活产率。由于胚胎更多的时间是在母体内，一旦母体吸入过多的有害物质，就会影响胚胎的着床及发育。

其次，试管婴儿的成功关键在于培养胚胎。实验室的空气质量对于胚胎的培育也有决定性作用。

美国新奥尔良生育研究所、路易斯安那州立大学曾经做过一个实验，通过改善环境空气质量的特征，与之前的实验室进行对比，确定胚胎质量和妊娠成功率是否随着 IVF 实验室的环境改善而增加。

在实验开始之前，他们选择了一批年龄小于 35 岁，首次进行第三代试管婴儿技术治疗的助孕人群，对他们的受精率、可转移胚胎数和临床妊娠率进行比较。

　　参加实验的两个地点，一个是原来的旧实验室，新鲜空气交换较少；一个是新实验室，通过增加新鲜空气交换次数和整个空气正压力、避免使用释放挥发性有机化合物（VOC）的装修材料、增加外部空气的化学和微粒过滤等方式，使实验室内的空气得到明显改善。

　　通过三个时间段内的数据比较，结果显示：实验室改进后，胚胎植入率和临床妊娠率显著较高。也就是说，实验室环境空气质量可能会在关键时刻影响配子和胚胎质量。

　　如今，随着试管婴儿技术的逐步成熟。各大生殖中心的累计活产率却有着很大的差别。之所以会出现如此大的数据差异，除了技术、设备和经验上的区别之外，还有一个重要原因，就是受到生殖中心周围的环境，特别是空气质量的影响。

　　越来越多的证据都表明，在空气质量差的实验室里，卵子的体外受精、胚胎发育会受到严重影响。在不良环境下培养出来的胚胎，移植后的怀孕率和着床率也会大大降低，这主要是由于空气中一些非病原性污染物和化学物质，影响了卵子的成熟、受精和胚胎发育的结果。

　　而生殖中心周围空气污染，特别是二氧化硫（SO_2）和臭氧（O_3）的高含量，会明显降低该生殖中心的临床妊娠率（降低 34% ~ 36%）和活婴出生率（降低 31% ~ 37%）。

　　因此，为了确保实验室和培养箱内有更清洁的空气，各大生殖中心也使尽了浑身解数，有的将实验室建在远离市区的郊外，将整个实验室处于一个密封的空间，空气只能从有高效过滤器的通道进入实验室。有的实验室为了让气瓶内的气体更加纯净,在气体进入培养箱之前,再加入空气过滤器,并在培养箱内放置空气过滤装置。这些方法确实在一定程度上提高了成功的概率,但胚胎不能只留在实验室,如何给准父母们也提供一个高质量的孕育环境呢?

为此,通过在中国很多城市进行过空气质量及环境的检测,毫无疑问,海南的各项环境指标最为理想。第一次去海南考察之前,我长期失眠,结果到海南的当天晚上,头一挨枕头就睡着了,醒来时脑子里出现的第一句话就是:定了,就是这里了。

远离快节奏的生活环境,让孕育回归自然,有时,当我们感到能量枯竭的时候,正是因为我们关闭了与自然交流的通道,给生命一个通道,才能让奇迹畅通无阻。

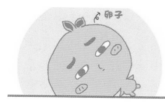

Tips: 盘点常见的对卵子有害的
空气污染物质

①小的无机颗粒,如一氧化氮、二氧化硫、一氧化碳等。

②来自建筑材料的物质,如地板黏合剂的醛类、苯类和酚类等。

③其他来自杀虫剂、清洁剂里的一些化学物质等,这些都是影响卵子和胚胎的致命物质。

④VOC:包括甲烷、乙烷、丙烷、异丁烷、丁烷、异戊烷、异丁烯、乙炔等。大量的VOC由工厂、清洁剂、汽车尾气、加热取暖装置产生。实验室内的产热电器,如显微镜、计算机

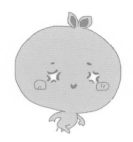

和电视机的荧屏以及家具也产生和释放少量的 VOC。

　　VOC 可通过空气可以进入培养液，然后进入细胞，直接影响细胞的生理功能，抑制细胞分裂，导致染色异常等。

Day23 一切都是最好的安排

【命运有时是个很神奇的事情，人生的哪个阶段该出现怎样的人和事，命中该有哪些故事，都不在人的既定剧本之内。

需要我们耐得住性子，守得住初心去等待，才能在一切发生之后知晓：原来，一切都是最好的安排。】

经常有犹豫做不做试管的准父母，从各种渠道向我咨询："做试管助孕难吗？"

说实话，这个问题很难回答。从技术上来说，不难，现在医院流程也越来越简单和人性化。但为什么很多人却说坚持不下去呢？难的就是心里那道坎儿。

曾经有一个 25 岁的试管妈妈，结婚两年多没有怀孕，去医院检查才被医生告知，她的两侧输卵管间质部梗阻，即使做了宫腹腔镜手术后还是没有疏通，医生建议她做试管助孕。

即使知道自己怀孕困难，但她从来没有想过，当身边的同龄人刚开始享受自己的人生时，她却要走上试管妈妈的道路，命运的安排难道就是这样不公？

身体上的痛苦，可以有很多种技术帮忙解决，但心里的压力和恐惧却没有其他人可以分担。因为听说像她这种情况第一次试管成功率不高，所以，在决定踏上试管助孕之路前，她最担心的莫过于，结果和时间对自己耐心和信心的不断打击。

她第一次跟我沟通的时候，说："本来我真的打算放弃了，因为失望过太多次。每次看到验孕棒上的一条杠，我都会感到全身冰凉。后来我一看到验孕棒就会感到害怕。如果这次试管没有一次成功，我再也承受不了了。"

很多人之所以会产生放弃的想法，与这位年轻的妈妈一样，都是害怕失败，害怕等待一个未知的结果。在失败的心理暗示下，每一天都是煎熬的。

我曾经听过这样一个故事：一个人被捆绑在一个黑暗的屋子里面，然后被告诉说他的动脉被割开了，他听着血液在滴滴答答地流着，心中充满着恐惧和担忧，最终死去了。等到警察发现他的时候，他身体完好无损，他的血管根本没有被割开，他的死亡是因为对于死亡的担忧而导致的。在他看来，血液流干他一定会死亡，所以他将这种没有发生的后果放在了当下。

从心理学上说，忧虑是一种担心、不安和烦恼的心理状态。这种心理状态通常是因为一些没有发生的事情，总是担心会出现最坏的结果，所以导致心中不安。比如总是觉得"万一再失败了怎么办""万一没有成功，家里会怎么看我？"

心理学家通过大量的调查和分析，最终得出这样的一个结论，人们所有的忧虑，有四成是因为没有发生的事情，有三成是因为已经发生的事情，另外还有一成是因为一些自己无力改变的事情，只有二成的忧虑是来自于当前的事情。换句话说，人绝大多数的忧虑，都不是真实发生的，而只出现自己的头脑中。

那些总是忧虑的人，他们总是在为未来而担忧，为那些还没有发生的事情而忧心忡忡，总是担心会出现最坏的结果。不管他们做什么事，都会充满担忧的心情。其实，忧虑也就是将未来可能出现的最坏的结果放在了今天来承担，而这些结果很可能不会发生。

情绪是我们对外界看法的心理表现，我们用什么样的眼光来看世界，也就能够得到什么样的结论。所以说，那些负面情绪的由来，不是因为事件本身，更多的是因为我们自己内心中的消极心态。

1. 放下压力，放松精神

如果压力让你的精神高度紧张，可以试试让绷紧的心弦放松一下，比如听听喜欢的音乐、绘画、看一个爆笑电影、下一次厨等，将自己沉浸在喜欢的事物之中，可以让自己的情绪稳定下来，远离外界的干扰。

2. 走出去，拥抱自然

很多时候，你的紧张和压力，都来自于固定的事件或环境。

当城市里的人群和噪音让你烦躁不安，不如走出去，约上三五好友来一次远足，或者去喜欢的城市尝尝当地的美食，都可以让你将烦躁的人事暂时抛开，获得心理上的放松。

3. 认知改变

同样的一件事情，同样的一个问题，如果从不同的出发点看，会有完全不一样的结果，因此，当我们在感受到压力和紧张的时候，不妨改变看问题的角度，改变能改变的，接受不能改变的，别钻牛角尖。

4. 情绪分散法

心情不好或压力大的时候，如果能够找到合适的人来倾诉，压抑的心情也能得到缓解。如果没有合适的倾诉对象，还可以尝试用日记的形式，将这段试管助孕经历写下来，有助于减轻焦虑症状，获得情感上的共鸣和心理归属感。

黑夜无论怎样悠长，白昼总会到来。任何时候，都不要放弃希望。

这是我在困境中，一直保持的信仰，我也想把这句话，送给所有即将或正在经历试管助孕之旅的同路人们。

当你犹豫不决，甚至想要放弃的时候，别忘了，在这趟旅行的目的地，会有一位很爱很爱你的宝宝，在等你接他／她回家……

【准妈妈日记 3】

第四站　别慌，你的人生你做主

Day24　基因组合，怎样才是最优解？

【有人说，婚姻是女人的第二次投胎。但我认为，怀孕、生子对一个人生命的改变，才是决定性的，不论男女都是如此。

因为一个生命的诞生，改变了你的命运轨道，从此，他／她的未来，他／她生命的每一刻，都将与你紧紧相连，至死不渝。】

曾经听过这样一句鸡汤："当你失意的时候，不要沮丧，要想想自己曾经是亿万精子中最快最强的一颗。"

虽然很热血，很励志，但也很遗憾，从科学的角度来说，这句话并不正确。最后成功与卵子结合的那颗幸运儿，不一定是最快的，也不一定是最强壮的，相反，在它到达卵子之前，有无数"佼佼者"已经遥遥领先。

然而，由于卵子的外面有放射冠和透明带作为保护层，就像一个厚厚的盔甲，将卵子保护得严严实实，轻易不得入内。

精子要想进入卵子与其结合，须接触卵子外部的保护层，通过释放顶体酶来溶解放射冠和透明带。在这个过程中，游得最快，最早到达的精子最先牺牲，只有一个幸运儿不早不晚，在通道刚刚打开的时候到来，才能幸运地与卵子结合。

也就是说，在这场生存竞赛中，比赛的标准并不是优胜劣汰，而是带有很大的随机性。即使是一个不那么强壮，甚至带有遗传缺陷的精子，也有可能使卵子受精，最终发育成胚胎。

很多父母在孩子出生之后，都会比较在意孩子的五官，看孩子有没有把好的基因遗传下去，我还曾经听到过一位母亲，看着孩子不无遗憾地说："宝宝的鼻子长得好看，可惜眼睛随爸爸太小了，要是像我就完美了。"

每位父母都希望自己的孩子，能将双方最优秀的基因传承下去。然而，在这场由自然选择的淘汰赛中，结果不以人的自由意志为转移，五官的好看与否，尚且可以成为一个甜蜜的烦恼，但下一代的健康问题，却无法不让人担心。

基因组合，如何才能找到最优解？

即使现在有多种手段可以通过产检提高优生优育的概率，但最后出生的孩子还是可能会带有父母的遗传疾病基因，为以后的健康埋下隐患。

为了弥补这个自然选择的弊端，第三代试管助孕技术应运而生，其中的 PGD/PGS 是核心的技术。通过这种技术，可以对胚胎进行检测、优选，那些携带遗传疾病的胚胎会被挑选出来，有了这样人工选择的过程，可以剔除绝大多数基因遗传疾病，试管婴儿患有遗传病的概率也会大大下降。

但是，还是有不少人对这项技术持有怀疑态度，认为这种人工干预的受孕方式，会破坏自然规律，这样的"傲慢与偏见"，让很多有需求的父母，不敢轻易尝试，连带试管婴儿助孕技术都要被人怀疑。

面对这种质疑，时间是最好的证明方式。

1978 年出生的世界上首例试管婴儿路易斯·布朗，如今已经为人妻人母。1988 年出生的中国首名试管婴儿，也已经有了自己的下一代。根据多年的跟踪调查，人们非但没有发现试管婴儿有什么特殊的健康、寿命问题，反而试管婴儿在智力、情商发育上，相比正常婴儿还具有一定优势，这样的"优生优育"，正是遴选带来的好处。

从人类诞生的那一刻起，我们了解自然、走向宇宙，人类的进化，也从适者生存、不适者淘汰的自然规律中逐渐脱离，开始将命运掌握在自己手中。

从自然孕育慢慢过渡到自然孕育与试管婴儿（人工干预）共存，这是科学发展给我们带来的好处，更需要我们用一颗平常心去看待，才能享受科技发展带来的便利和幸福。

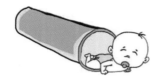

Tips: 什么是基因编辑婴儿？与第三代试管婴儿有何不同？

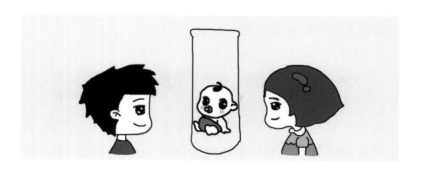

　　基因编辑技术，指对人类的目标基因进行编辑的技术，通过对特定 DNA 片段的敲除、加入等，使细胞增加原本不具备的功能，或失去原有的能力。

　　这一技术可以通过改变 DNA 结构，进而改变五官外貌、身高体态、智力水平、健康状况等，并且具有遗传性，一经改变，那么后代也会随之而变。

　　虽然基因编辑技术在科研上有了很大突破，但从法律及伦理学角度而言，仍存在很大争议，目前全球均禁止使用此技术作用于人体试验。

　　而第三代试管婴儿只是规避新生儿的患病风险，不对 DNA 和染色体基因进行干预。

　　也就是说，新生儿的外貌形态、大脑发育、智力水平等发展情况，依旧靠家族遗传和后天发展，没有通过人为因素进行改变。

Day25 世上有颗"后悔药"

◇◇

【在合适的年龄,碰见合适的人,然后顺其自然的结婚、生子。这个愿望看似简单,却需要很多运气的加持。

我们可以在人生的任何一个时间遇见爱情,却没法保证能在最佳生育阶段,遇见那个最合适的人。】

生还是不生?

虽然现在不想要,但以后想生了怎么办?

随着年龄的增长,每个人的心中都开始有一个时钟在滴答作响。面对这一影响人生走向的重大问题,一方面是最佳生育期的不可逆转,另一方面是种种不可为的现实问题,为了给自己的选择多一个回旋的余地,越来越多的人开始走向生殖中心,给自己准备一颗"后悔药"。

虽然这个说法听起来有点玄,但其实离我们并不遥远,可能你也曾从各种网络、媒体中听过它的消息。对于女性而言,这颗后悔药的名称叫做"冻卵"。

卵子冷冻,也被称为"成熟卵母细胞冷冻保存",是一种用于保护女性生殖潜力的方法。这一技术是怎么实现的呢?简单来说,就是将当下卵巢里的卵子提取出来,选择发育成熟的健康卵子，在 –196℃的液氮中，进行冷冻和储存。

目前冻卵的方法有两种：一种是慢速冷冻法，即把卵子放在脱水的溶液中，用计算机系统让它慢慢冷冻起来，最后将卵子封存在超冷的液氮中。另一种是玻璃化冷冻法，即把卵子放进高浓度渗透液中，然后马上存到 –196℃的液氮中。该方法的冷冻速度比慢速冷冻法快了两万倍，可防止卵子中的水分结成冰晶。

运用这种技术，可以让卵子内部的所有新陈代谢和分子运动都处于停止状态。等以后在合适的时间，需要用冻卵怀孕时，可以将冷冻的卵子解冻，通过体外受精的方式形成受精卵，进而形成胚胎后再植入子宫，完成受孕。

这样做的意义，就是让暂时没有生育打算，但希望以后能成为母亲的女性，可以有计划的保存自己年轻健康时发育潜能强的卵子，保住最佳时期的生育力，不至于以后追悔莫及。

那么，如果说冻卵是女性的"后悔药"，那男性有没有"后悔药"呢？

这个答案是肯定的，对于男性来说，生育力保存的主要手段包括冷冻精子和睾丸组织，目前应用最多、技术最成熟的是精子冷冻。

虽然我们在生活中对"冻精"的了解，不如"冻卵"那样普遍，但从技术上来说，冻精比冻卵要简单很多，目前我国冻精技术的成熟度也已经超过了冻卵。

究其原因，一方面是因为卵子的内部结构增加了冷冻的困难。另一方面是因为成熟卵子的数量相对较少，而男性一次排精就能获得成千上万的精子，即使在复苏的过程中，会有部分发育障碍或畸形的精子被淘汰掉，但只要有几颗优质的精子，就足以完成体外受精，实现生育目的。

对于未婚或已婚未育的男性，如果罹患肿瘤或重大疾病，必须接受手术、放疗、化疗等有可能影响未来生育力的临床干预治疗，精子冷冻是最有效且最合适的选择。

除此以外，还有一种比冻卵、冻精都更为稳妥的保存生育力的方法，就是"冻胚"。

顾名思义，冻胚就是指在促排取卵之后，将精、卵配成胚胎，将胚胎进行冷冻存储，等到想要生育的时候，可以随时解冻这些胚胎并进行移植。

不管是冻精、冻卵还是冻胚，都是为了最终成功妊娠。

冻卵、冻精和冻胚的最大区别在于冷冻形态不同，前者形态为配子，而冻胚的冷冻形态为早期胚胎。

生命之所以脆弱，是因为我们无法提前预知命运的走向，也无法阻止意外的发生；而意外之所以意外，就在于在它发生之前，我们都认为它不会发生。我们唯一能做的，就是给自己保留一份选择的权利，给未来保留一份可以回头的希望，而不是陷入对"如果……"的想象中，追悔莫及。

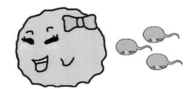

Tips: 流程 123

冻卵流程

第一步：术前检查评估

冷冻卵子前，须先检查卵巢功能基础性激素和基础类卵泡数量值。主要通过抽血及月经周期系统性检查判断卵巢功能。

第二步：冻卵疗程

1．女性月经期间第 2 ～ 3 天开始打排卵针，平均需要打 8 天到 12 天。

2．在促排卵期间需定期监测，遵医嘱回诊 2 ～ 3 次，以评估身体对促排药物的反应。

3．打破卵针。卵泡 1.8 ～ 2cm 成熟时，打破卵针。

4．取卵。取卵当天空腹，打破卵针后，36 小时内进行取卵手术。

5．结束。取卵结束后，可在休息区休息 30 ～ 60 分钟，听取注意事项后即可离开。

6．冻卵。取出后的卵子，会被保存在 –196℃的液态氮桶内进行储存，等待在未来的某一天与你相见。

冻精流程

第一步：通过自主取精或者睾丸刺穿手术将精液取出。

第二步：把精液和冷冻液进行混合，通过液氮蒸汽让精液处于一个寒冷的状态，之后在超低

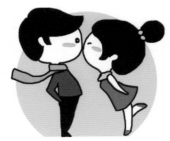

温的情况下保存起来，供日后辅助生殖使用。

注意：

每颗卵子的成功受孕概率，随年龄递增成功率逐渐递减，必要时可依医生的建议进行多次取卵。

【新妈妈日记1】

Day26　孩子的事，你说了算

【在这个世界上，没有什么东西是一成不变的，包括如何看待自己，如何看待生活，也会随着年龄、阅历的增加而发生变化。

也许年轻时的工作狂，会有一天愿意回归家庭；也许年轻时坚定的丁克，有一天也会对孩子升起渴望。我们无法阻止这种改变的来临，但希望有一天，当这个时刻到来的时候，你可以有所准备。】

提起冻卵，很多人对这个词的初步印象，来自几年前某位女演员的一次现身说法。她在一次采访时公开表示，自己在 39 岁那年在美国冻了 9 颗卵子。不过，自己这样做的目的不是多想生孩子，而是为了保证自己在生育权上拥有尽可能大的选择余地。

但当别人问起她的生育计划时，她仍然摇了摇头说："目前没有人比我更坚定地不想要孩子，可是人的想法是一直在变的。25 岁时怎么想，到 30 岁时不一样，到 35 岁又不一样。任何事情你都后悔不了，但这个（冷冻卵子）是你提前可以准备好的。"她当时唯一后悔的是，"冻得有点晚了。"

当生育期碰到事业期，可以不用忍受生育焦虑的折磨，比较从容地安排自己的人生，这固然是一件好事。但很多事听起来简单，真要实际去做，还会有很多实际的问题摆在眼前，比如：什么时候去冻？

虽然从理论上来说，20 岁冻的卵肯定比 40 岁冻的要好。但冻早了，可能根本就用不上，冻晚了，卵子的数量和质量又会受到影响，自己究竟适不适合冻卵，有没有必要冻卵，什么时候去冻卵，需要根据自己的实际情况综合考虑，也可以根据下面的几个数值来自己做出判断。

参考数值 1：抗缪勒管激素（AMH）

要想知道自己的卵子库存量还有多少，可以通过 AMH 的数值快速地评估卵巢储备功能，从而得知女性的生殖能力，为下一步的诊断及治疗提供依据。

众所周知，卵巢功能的好坏，是影响自然怀孕和试管婴儿成功的重要因素。血液中 AMH 不会随着月经周期发生变动，但 AMH 会随着年龄的增加、卵巢功能衰退而下降。

建议 30 岁后的女性，应该每年定期检查 AMH，了解自己卵巢状态和库存量，当卵巢内卵子的质量和数量降低或减少时，就代表你的卵巢正朝着老化的方向前进，生殖力正在快速衰退，需要早做打算。

参考数值 2：促卵泡生成素（FSH）

女性趋于停经时，FSH 会大量增加。FSH 作为指标误差较大，需评估 2 ~ 3 周期才有参考性，FSH 大于 8 是初步衰退信号，超过 10 为中等程度衰退，12 以上则表示严重衰退，衰退过程中常出现波动现象，时高时低，心情也常随之起伏。评估卵巢功能时 AMH 会比 FSH 更具参考价值。

参考数值 3：年龄

一般女性在 25 ～ 30 岁之间的卵子质量是比较高的。然而，随着年龄增加，卵子的质量也会每况愈下，染色体异常率逐渐上升。30 岁卵子异常率大约 25%，35 岁卵子异常率增加到 35%，随后呈现断崖式下跌，40 岁卵子异常率可高达 50%。如果卵子质量欠佳，卵子解冻之后的存活率也会影响到后续妊娠率、活产率。

因此，建议有意愿的女性最好在 30 岁前去冻卵，保留住自己的优质卵子，后续当妈妈的概率才会更高。

参考数值 4：月经周期基础窦卵泡数（AFC）

可在经期 1 ～ 3 天利用 B 超测量两侧小卵泡数目，总数小于 5 颗以下，则代表卵巢库存量已经不多了，在临床上可以与 AMH 一起相呼应。

当 AMH<1.1 或 FSH>10 或 AFC ≤ 5 且超过 35 岁时，则代表卵巢功能开始衰退，卵子库存量少且质量不稳，经期会出现经血量逐渐减少，经期间隔缩短的情况，就需要引起警惕了。

解决了需不需要冻卵的问题，接下来需要决定的就是：该冻几颗卵呢？

综合国外文献以及临床试管婴儿怀孕率，平均生一胎需要冻存的卵子颗数，根据女性年龄不同也有很大差异。为保证卵子解冻后，形成胚胎、移植后成功怀孕，年纪越大需冻存卵子越多，一般 30 ～ 36 岁需要 15 ～ 20 颗；

37 ~ 39 岁需要 20 ~ 30 颗；40 岁以上需要 30 颗以上，才能有个基本保证，但也无法断言就一定足够。

　　同样，取卵的多少也会受到年龄的影响。一般来说，越年轻，一次能取的卵子数越多，一般 1 ~ 2 次促排卵即可，有些人甚至一次就可以取 20 ~ 30 颗；但到了 39 岁，可能就需要进行 5 ~ 6 次促排卵，而且一次只能取 3 ~ 5 颗卵子，具体的取卵个数，需要结合实际的身体状况，听从医生的建议。

　　站在生育的十字路口上，很多人都保持着一个存疑观望的态度，迟迟没有做出行动。但留给我们观望的时间却在一直流逝，不管是采取哪种生育力保存的方法，都是雪中送炭。但如果等到年龄过了最佳冷冻时间，再多的努力也无法做到"锦上添花"，学会为自己的身体负责，才能在未来获得成长的馈赠。

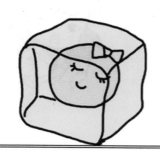

Tips: 冻卵 or 冻胚？

适合冻卵人群：

1. 年龄小于 35 岁但是因各种考虑 35 岁以后才生育的女性。

2. 因染色体、自身免疫疾病、感染、肿瘤等因素导致卵巢早衰的女性。

3.因肿瘤进行全身较大剂量放化疗前，或者严重的、复发的卵巢囊肿进行多次外科治疗导致卵巢破坏的女性。

4.应用其他冷冻方法无效的少年患者。

5.有性传播疾病者。性传播疾病患者大多有盆腔炎，破坏女性输卵管功能，使卵子活力大为降低。

适合冻胚人群：

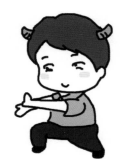

1.暂无生育计划的年轻夫妻：如果是暂时没有生育计划的年轻夫妻，可以先进行冷冻胚胎，待到想要生育时直接解冻移植。

2.有二胎生育计划的夫妻：在第一次试管婴儿周期后，还剩余健康优质胚胎，可以进行冷冻保存，等有二胎计划时进行解冻移植。

小结：

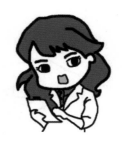

对于女性来说，虽然冻胚和冻卵都能起到保存生育能力的效果，但对于已婚女性来说，选择冻胚或冻卵都是可行的，但冻胚的成功率要高于冻卵的成功率，所以最好的选择是冻胚；而对于未婚并且暂时没有生育计划的女性，冻卵将是唯一的选择。

Day27　逃离设定的人生

〖"你的梦想是什么？"

"我的梦想，是过独立、自由、温暖的人生，不是没有未来的人生。"〗

"你自己能生，为什么要花钱去做试管？"

"你为什么去冻卵／冻精？正常结婚，早点生孩子不是挺好吗？"

对于生活的种种选择，人们都有一种从众心理，一旦偏离了常规的路线，难免会引来种种异样的眼光——你做的事跟别人不一样，那就是你不正常。

在一种正常的人生设定中，人应该好好读书，考个好大学，然后在家人的期许下工作、结婚、生子，按照传统的生活轨迹和方式去过安全的一生。

能拥有一个这样正常的人生确实不错，但是，这只是众多人生选择中的一种，而不是标准答案。

在医院的专家诊室里，各种人生故事每天都在上演：

有的人年轻的时候不想要孩子，想趁着年轻先立业再成家，后来梦想实现了，什么都有了，孩子却怀不上了；

　　有的人天生携带家族的遗传病，本来已经对孩子死心了，但通过胚胎植入前遗传学诊断技术，成功怀了健康的宝宝，生活开启了新的可能；

　　有的人几年前因为不孕不育，在医院通过试管怀了第一胎，现在政策放开了，突然想起当初在医院冷冻了卵子，又顺利怀上了二胎；

　　有的人身体一切正常，为了更好的胚胎质量和更好的生育体验，也会选择通过辅助医疗技术达到孕育的目的。

　　……

　　成年人的世界里，从来不是非黑即白。

　　人生的精彩之处，在于可以拥有更多不同的可能性；而辅助生殖技术进步的最大益处，就是让人们在逃离设定人生，追逐生命精彩的同时，还能减少后顾之忧。

　　曾有一对三十多岁的夫妻，一起来医院咨询做冷冻胚胎的流程。自述有朋友知道后，对他们的行为非常不解，问："你们如果想要小孩，为什么不自己生？如果你们看开了，想做丁克，又干吗要去冻胚胎？岂不是自相矛盾？"

　　对于周围人的误解，妻子说："我们的想法其实很简单，冻胚不代表我看不开，只是我们现阶段备孕的话，会打乱我们所有的生活节奏。又怕以后想要怀孕的时候没有能力要，所以想要保留一份自己未来做母亲的权利。有人说这样做是自私，但我觉得，只有能为自己负责的人，才能为下一代负责。"说完，她又调侃了一句："现在人买个衣服、做个发型都要设计一下，为什么不愿意腾出时间规划一下自己的人生呢？"

随着现代文明社会的进步，人们在温饱之余，开始追求生命的意义，越来越多的人开始认真地思考：到底什么是我想要的人生而不是大家觉得我应该过的人生？

决定我们成为什么样的人的，不是我们的能力，而是我们的选择。

每个人选择辅助生殖或试管婴儿技术的理由都各不相同，但不管出于什么样的原因，他们的目标都是一样的，为了孩子，也为了自己，为了把选择权掌握在自己手中。

孕育一个新的生命，几乎是所有人生命中的重大议题，但生与不生，采取什么样的孕育方式，乃至什么时候生，你有权利自己做出决定。

不过，没有约束的自由是危险的自由，在我们为自己的人生挥洒创意的时候，也要搞清楚自由的边界，知道自己能做什么，不能做什么，同样是一件非常重要的事情。

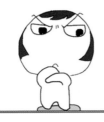

Tips: 有哪些情况不能进行冻卵？

中国法律政策规定：

"医疗机构禁止给不符合计生政策的单身妇女实施人类辅助生殖技术"，因此未婚的健康单身女性在中国几乎无法冻卵和保存卵子。

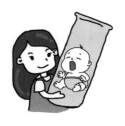

受限于目前的法律法规，女性要想在国内冷冻卵子，必须满足以下条件：

1. 在国内冷冻卵子必须有严格的医学指征，申请"冻卵"的女性要持有两证，即结婚证、身份证，未婚单身女性基本不会被接受冻卵申请；

2. 已婚的女性可冷冻卵子的条件有2种，一种是女性取卵当天，男性不能及时提供精子，同时拒绝供精做试管婴儿的；第二种是患有恶性肿瘤且即将进行较大剂量放化疗前，可以将卵子取出冷冻，保存拥有后代的机会。

【新妈妈日记2】

Day28　胚胎才是起跑线

【父母之爱子，则为之计深远。虽然对于很多试管助孕的妈妈来说，距离成为一个真正的母亲还有那么一小段距离，但她们对孩子的爱却一点也不会减少。

怀孕，生产，是母亲孕育过程的终点，也是孩子生命的起点。如何为孩子提供一个有利的生存环境，是所有父母的心头大事。】

每当有父母倾其所有为孩子报各种辅导班，提供各种优质资源的时候，总会说一句话："不要让孩子输在起跑线上。"

在孩子的教育问题上，没有哪个群体的胜负欲会超过中国父母。如果将孩子的成长看作是一场竞赛，为了让自己宝贝的实力更强，每个家庭都使尽了全身的解数——学区房、辅导班、兴趣爱好……生怕一步走错，就将孩子的前程断送在自己手里，所以"步步为营"，一点也不敢马虎。

然而，就算如此细心照料，刚刚迈出起跑线的孩子们，还是很快就拉开了距离，有的孩子天生反应快、情商高、身体强壮，有的孩子却体弱多病，发育迟缓，有的孩子德智体美劳，样样表现出色；有的孩子却连基本的科目都学不好，不是学习跟不上，就是理解能力不行。家长们在痛心疾首的同时，也在积极地寻找问题所在，难道是自己的养育方法出了问题？

如果将孩子比喻成一颗种子，有的种子饱满结实，即使环境贫瘠，也能茁壮成长，有的种子天生不足，就算后天再精心培养，也难以长成参天大树。很多父母期望孩子在这场人生的马拉松中取得好成绩，不想让孩子输在起跑线上，却不知自己从一开始就找错了方向，当孩子出生后再开始准备，其实已经晚了。

那么，真正人生的起跑线在哪里呢？

对于体外培养的胚胎而言，一个刚刚受精形成的新生命，Ta的第一次卵裂、Ta的质量内涵，才是人生的第一条起跑线。

老一辈人经常会说一句话：生死有命，富贵在天。把生命的一切无常归结于虚无缥缈的命运，似乎无法让人信服。这个世界上，真的有命运这回事儿吗？

随着生命科学的发展，尤其是当人们对基因科学深入了解之后发现，其实，每个人在出生时，都携带着一份自己的"命运说明书"，那就是我们的基因。

从理论上来说，基因（遗传因子）是产生一条多肽链或功能RNA所需的全部核苷酸序列。基因支持着生命的基本构造和性能，储存着生命的种族、血型、孕育、生长、凋亡等过程的全部信息。

具体到一个人身上，也就是说，我们的很多生命信息，从我们还是一个受精卵的时候，就以一定的序列固定下来了，它不但可以通过复制把遗传信息传递给下一代，还可以使遗传信息得到表达，决定你的长相、身高、肤色、胖瘦等外部特征，还决定了你的智商、性格、习惯、爱好，甚至你将来会容易罹患何种疾病，凡此种种，这些可以决定一个人命运的关键因素，都已经写在了我们的基因库中，成为了我们的人生脚本。

从某些方面来说，基因是生命的密码，是生命的操纵者和调控者。

对此，可能有人会提出不同的看法："谁说的？我们身边有那么多励志的故事，都是人定胜天的典型，难道这些故事都是假的吗？如果一切都是命中注定，那我们的努力还有什么作用呢？"

其实，基因决定脚本与后天改变命运，并不是两个完全矛盾的命题。因为基因决定的仅仅是人的脚本，不是人的命运。我们无法否认，后天努力确实可以弥补一些先天的缺憾，但一个人所有的努力，都是为了达到基因的上限。

这句话听起来好像有些难以理解，我们可以举几个简单的例子来进行说明。

比如一个人的身高，假如基因给你设定的数值是一米八，如果你挑食、不爱运动、营养不良，可能就长不到一米八，但不管你营养再丰富，再怎么努力，你也不可能超过一米八。即使有的人因为一些药物原因，身高突然增高，也不是因为基因改变，而可能是药物促进了基因的正常表达，达到了本该有的身高标准。

再比如一个人的智商，在正常情况下基因是能自由表达出智力水平的，但如果因种种原因在发育时受阻，例如从小脱离人类社会的狼孩，即使以后回归人类社会，也不会有同龄人的智力，这不是因为他们基因不好，而是因为错过了发育的时间。同样，现在的孩子从小接触大量信息，感觉比几十年前的孩子聪明许多，也不是因为他们基因发生了变化，而是得到了开发。

实际上，我们说人定胜天，不是说我们能改变那些命中注定的一切，而是要将所有上天给予我们的能力发挥到极致，如果将基因比作父母给孩子的一份礼物，当孩子在努力寻找时，你希望留给他的是一份精美大礼，还是一片贫瘠的荒漠呢？

把好基因检测的第一道关口，提高孩子努力的上限，才是你可以帮孩子决定的第一道起跑线。

Day29　留住最美的时光

【面对生育焦虑，很多人会有一种"鸵鸟心态"。虽然看到了问题，但是不敢去积极面对，寻求解决之道，而是掩耳盗铃，视而不见，自欺欺人地采取回避态度，明知这样下去会错失良机，也无法有勇气去正视。

但是，问题并不会因为逃避和拖延而消失，反而会因为逐渐失去最佳的处理时机而一天比一天难办，最终变得积重难返。】

掌握自己的命运，也不是一味地要与命运对抗。

我身边有不少大龄未育女性，每次聊到生育话题，她们都会谈到自己的焦虑，即使是身边一些年轻女孩，还没考虑到婚恋问题，就已经或多或少开始表现出焦虑的症状。

刚开始的时候，我感觉有些不解，在我看来，现在女孩对生活拥有的选择权已经比我当年宽泛多了，各种医疗手段也为生育提供了辅助，为什么还会陷入这样的煎熬呢？她们生育焦虑的根源到底是什么？

首先，环境因素。

自然环境和生存环境的恶化，导致不孕不育率大幅增加，生育意愿受到生理因素、病理因素的影响。除了这种显而易见的原因，还有一种舆论环境。

很多年轻女孩之所以会恐婚恐育，来源于错误舆论对她们的错误引导。例如某些媒体对生育痛苦的扩大化宣传、对试管婴儿技术的妖魔化处理等，都会让涉世未深的男女心生焦虑。

其次，社会因素。

根据数据调查显示，年轻人初婚初育的年龄逐年增加，晚婚晚育现象日益突出，从 1990 年到 2015 年，年轻人的平均初育年龄从 24.1 岁推迟至 26.3 岁，主要初育年龄从 20 ～ 27 岁推迟到 22 ～ 29 岁。此外，单身丁克、不孕不育人群的增多，也在削弱生育基础。

虽然我从事的是辅助生殖行业，但我并不认为生育是每个人的必然选择，相反，我认为生育是自由的，是一种个人选择，是人生的可能性之一。但显然，很多年轻人的焦虑并不是选择所带来的。

所以，我打算换个话题，今天我们不聊孕育，我们来谈谈人生。

拥有人生的选择权，是幸福人生的基本条件，但这种选择应该是在充分了解所有选项的利弊之后，综合自己的实际情况，来做出的成熟分析；而不是因为对某一个选项的过分恐惧，而选择了看上去简单的那一个。

在我们坚定自己的选择之前，一定要想清楚自己是因为什么产生了抗拒或害怕，同时，如果没有考虑清楚自己即将承担的所有坏情况，就盲目地随波逐流，才是导致所有焦虑的根源。

当问题出现时，想清楚自己到底想要什么，然后直面，不要逃避。

有些问题适合采取顺其自然的态度，但是有些问题需要的是你积极地面对和承担，它们并不会自动消失。面对后者，只有主动出击才是最好的防御，才会把损失降到最小。

如果你要赶路，而前面有一条必须跨越的河，你如何才能逃避呢？困难是逃避不了的，有些代价也是避免不掉的，不管你怎么拖延，最后还得去面对和解决的。然而你却要为自己的拖延付出更大的代价。

采取回避的时间越长，就是在积攒我们需要支付的更多的利息。

重视问题，你就会开始解决问题，而一旦你开始解决问题，你就会发现，事情真的没有想象中的那么困难。不敢去正视困难的人，其实是讳疾忌医的人，他们担心行动的结果是危险的，会失去现在相对安全稳定的状态。

只有当你实际去了解的时候，才会发现：困难并没有你想象的那么可怕，有的时候你甚至都没有去尝试过，而只是抱着自己对困难的一种虚构的、夸张的惧怕态度，可是这种态度却从没有得到过现实的验证。你并不是在被困难吓坏，而是一直在被自己所欺骗。

一拖再拖只会延误时机，生育问题也同样如此。不管是不能生、不想生还是不敢生，都有各自可以解决问题的渠道。

只要我们能够做到遇到困难去正视它，相信自己肯定可以克服它，努力地去分析，去研究，去想办法，而不是避开，不是绕道而行，自欺欺人，焦虑才能从我们身边真正地消失，我们前行的道路才会越顺畅。

面对众多选择，事实的真相究竟如何，还需要你自己做出判断。每当我经历迷茫痛苦的时候，我经常对自己说：别担心，让你害怕的，可能只是你自己的想象。现在，我也想把这句话，送给所有准备开始直面生育问题的朋友们：别怕，在这段奇妙的旅程中，给自己一些勇气，不要人云亦云，也许迈过去，就是柳暗花明。

Day30 试管，是一种积极的生活方式

【在过去的很长一段时间里，试管婴儿是人们的一个禁忌话题。似乎只有生理上出现了问题的人，才会冒险把它当作最后一根救命稻草。

好在，这种偏见已经随着人们对试管技术的不断了解而减少许多，越来越多的人开始意识到，试管婴儿不是洪水猛兽，而是一种正常的生活方式，我们每个人都可以从中受益。】

随着试管婴儿技术的普及和辅助生殖技术的成熟，有越来越多的家庭通过治疗完成了自己的多年夙愿。然而，还是有很多人对于这项合法的生殖技术心存疑虑，甚至因此耽误了最佳的治疗时期。

我印象最深的一位求助者，是一位高龄女性。因为工作原因错过了最佳生育年龄，在尝试了各种办法都没有结果后，她决定到医院做试管婴儿，然而，她预约了几次都没有如期到来，当护士打电话向她询问原因时，她沮丧地说，自己爽约，是因为丈夫死活不同意做试管婴儿，觉得"试管宝宝"没有自然生育的孩子健康，万一做坏了以后就再

也怀不上了。

为此，我们的咨询人员，再三向丈夫解释试管婴儿的技术原理，但仍然没起到什么作用，最终，为了尊重他们的选择，我们只能遗憾放弃。

就是这样一件小事，在医院每天大大小小的事务中，很快就会被抛之脑后。但不知为何，我的眼前却总是浮现出，那位妻子第一次鼓足勇气来到医院的情景，她是非常迫切地想要一个孩子的啊！

就是这样一件小事，却是她一生的大事。因为她的一念之间，她走进医院，来到了离梦想最近的地方；又因为丈夫的一念之差，她好不容易做好的心理建设瞬间崩塌，也许这辈子再也不能体验做母亲的感觉。

将心比心，我感受到的不是遗憾，而是痛苦。

也就是在那一刻，我萌生了创作这本书的打算，写给所有那些因为生育问题饱受煎熬的人，写给那些对试管存有偏见的人，写给那些虽经受苦难，仍然对生活充满希望的人，告诉他们试管的真相，希望有更多的人，可以理智看待试管这项专业的生殖技术，也许就能转变他们的一念之差，也许人生就会走向另一条完全不同的道路。

首先，做试管不丢人，不痛苦，不危险。虽然有一定的失败概率，但实际上，试管婴儿作为一项高端辅助生殖技术，只要找到正规专业的医院，试管婴儿助孕的手术成功率是很高的，另一方面，随着辅助生殖技术的发展，现在已经有很多措施，可以减少对母体造成伤害的情况出现，要以平常心去面对，一次受孕成功对女性身体的伤害是很小的。

其次，试管婴儿不烦琐。与其他助孕方式相比，试管助孕技术的出现，开始让怀孕变成一件简单的事情，让受精卵在着床之前的所有悬念，都成为了可以控制的程序，只要是符合试管婴儿助孕技术指征的人，都能进行试管婴儿的培育。对于因各种原因，饱受不孕不育折磨的人来说，这是一种幸福，也是一种幸运。

最后，试管婴儿助孕技术不是一种无奈的人生选择，而是一种积极的生活方式，例如现在提倡的生育力保存。

记得几年前，曾经有位男性公众人物因参加节目意外受伤，入院检查后，医生告诉他，可能会影响以后的生育能力。对此，他公开发出长文，幽默地回顾了自己的就医过程和心路历程，他说，自己当时的第一想法就是——"幸好40岁的时候做了精子冷冻……"

对于我们每个人来说，珍惜今天，珍惜现在，谁知道明天和意外，哪一个先来。为生活中可能出现的种种，提前做出准备和规划，不是悲观的人生态度，相反，未雨绸缪，可以让我们以更轻松的姿态去正面人生的无常。

与其去忌讳、逃避，倒不如去直面它，了解它，以及如何去更好地应对它。也许，这种方式，才能更好地让我们去懂得生命的意义，这种直面，就是我们乐观和幸运的底气。

幸"孕"而生
　　——遇见试管婴儿的浪漫之旅

【新妈妈日记3】

下一站：生命方舟

我有一个梦想

很长一段时间以来，人们一提起"韩小红"这个名字，总是会与"体检"等标签联系在一起，以至于当我转身投入到辅助生殖医疗领域中后，便会有人露出疑惑的眼光：为什么会突然做这样的决定？

实际上，这并不是我偶然的一时兴起，而是一颗十二年前就已经在我心中萌芽的种子，甚至在更早之前，这颗种子就已经开始存在了。

在我看来，与其他疾病一对一的治疗方式相比，辅助生殖不是单一的作战，不是一个专家和一个客户之间的事情，而是需要把各方力量构建起来，构建出一套完整的、多维的治疗体系。

在这套体系中，为了达到最佳的效果，至少要有四五个不同专业体系的人形成对标，形成一个团队，为一个客户提供服务。比如，在一套完整的试管婴儿助孕程序中，就至少需要前期的调养、优秀的胚胎师、后期的护理……

除了精准的治疗外，还包括心理上的疏导、营养上的均衡，才能为备孕人群提供全方位的系统服务，缺一不可。

然而，这种模式的生殖中心在市场上却是一片空白。在人们的惯性思维中，一旦生育过程中遇到问题，便会归因于卵巢的问题，输卵管的问题，子宫的问题，内膜的问题等，这些确实可能是障碍所在，却不是所有问题的答案。

一个人的身体是他/她思想意识的反映、心情的反映。凡是生育有问题的人，原因也是错综复杂的，除了身体上的问题外，其实还有家庭的问题、关系的问题、情绪的问题、心理的问题、饮食的问题、环境的问题，等等，如果只从器官的问题入手，效果就会大打折扣。

如何将康养结合，构建起这样一个多维的治疗体系，打造辅助生殖领域的生命之舟，不管是从个人情感的角度，还是从学识的角度，社会需求的角度，人类生存的角度，都对我形成了一种巨大的吸引，我想加入到这个美好的事情中来。

因此，从2008年开始，我便在北京聚集了一批业内顶尖的医生，建了自己独立的实验室，然而，就在我准备继续将这个梦想一点点实现的时候，一件意料之外的事打断了所有的计划，那段时间北京没有理由停发牌照，从希望、失望到绝望，我们整整等了三年，最终只能将这个梦想暂时搁置起来。

·面朝大海，春暖花开

就在我以为梦想中的生命之舟，永远无法起航的时候。

2013 年 2 月 28 日，国务院正式批复海南设立博鳌乐城国际医疗旅游先行区。海南得天独厚的康养环境，结合国九条新药和干细胞临床应用的政策优势，让我已经沉寂的心重新燃起了希望。

始于对无数生命的敬畏，从拿地、动工，到拿下具有星级服务品质的三级综合医院牌照。在海南速度的催化下，梦想也插上了腾飞的翅膀。

在博鳌农舍一片茂密的槟榔林里，我和团队一起打下了第一块地基，从项目的顶端设计、项目申报到土地清苗，我像孕育一个新生命一样，看着它一步步的扎根、成长。经过几年的完善，一座符合我所有设计和构想的慈铭博鳌国际医院在海南拔地而起，

尊重生命，关爱生命。

在中美专家联手的模式下，为我国所有有生育需求的人们，提供一个更私密、更人文、更科技的助孕服务，让国人可以不出国门，即可享受到国际顶尖的医疗服务。一个人人向往的生育天堂，在我们的呵护下温暖诞生。

生育是一个人生命中最奇妙的体验，为了让更多的人可以体验到这个过程，我们心怀忧患与悲悯，让绝望者看到希望，让迷惘者看到光明。

在美丽的万泉河畔，在原生态槟榔椰林的掩映之下，人类最美好的事业，在我们的耕耘下绽放花蕾，无数完成自己孕育梦想的人们，幸福着我们的幸福。

当梦想落地生根，无论是叫辅助生殖也好，治疗不孕

不育也好，我认为我们的工作目的非常单纯，就是帮助人们生育一个健康的孩子，让人们在这个肩负着人类繁衍生存的重要时刻，享受到有尊严、有温度的服务，是我们给每一对准父母打造的独家记忆。

我想对所有曾经为了孕育洒下血泪，对生育过程充满恐惧的人们说，不要放弃，你值得拥有最好的；不要胆怯，你不是孤单的一个人。如果你在生育过程中遇到了问题，或者希望获得一份完美的孕育体验，生命方舟，在海南等你，让我们一起面朝大海，静待花开。

最后，要特别感谢书匠文化的宫鹏飞老师、龙妍老师，正是因为他们在本书创作过程中给予我的支持和帮助，使得本书圆满完成。

请你相信，因爱而来的我们，同样可以幸"孕"而生！